前言

眼睛永远只看着前方。前方有我们所未拥有的和我们所期望的，那儿吸引了我们太多的关注，以致于对已经拥有的东西，往往太过于无视。健康也是如此，我们平时忙于工作，就忽略了它的存在，而当健康离我们远去的时候，我们才意识到它的珍贵。就像溺水之后才知道空气有多么重要一样，生病之后才懂得拥有健康是最大的幸福。

对于理所当然的事情，大家是不会有任何感激之情的，不知满足的我们正乘坐着一列欲望快车疾驰。是该反省的时候了，是该认识到家人宝贵、亲人重要的时候了。

当我们开始考虑健康的时候，就已经开启了“渐悟之门”。这是让你的心灵得到飞跃性提升的大好时机。我相信，读了此书，你的人生将与众不同！

大川隆法

超级绝对健康法

大川隆法◎著

Ryuho Okawa

本书要将封印在现代物质文明社会中，被人们遗忘已久的治愈疾病的神秘机制，公诸于世。

万卷出版公司
VOLUMES PUBLISHING COMPANY
北方联合出版传媒（集团）股份有限公司

图书在版编目（CIP）数据

超级绝对健康法 /（日）大川隆法著；滕玉英译 .
——沈阳：万卷出版公司，2014.6
ISBN 978-7-5470-2807-0

Ⅰ. ①超… Ⅱ. ①大…②滕… Ⅲ. ①心理健康—通俗读物 Ⅳ. ① R395.6-49

中国版本图书馆 CIP 数据核字（2014）第 115336 号

著作权合同登记号：06-2014-50

出版发行 : 北方联合出版传媒（集团）股份有限公司
万卷出版公司
地址 : 沈阳市和平区十一纬路 29 号　邮编 : 110003
印 刷 者 : 山东华鑫天成印刷有限公司
经 销 者 : 全国新华书店
幅面尺寸 : 140mm × 210mm　字数 : 170 千字　印张 : 5.5
版次印次 : 2014 年 6 月第 1 版　2014 年 6 月第 1 次印刷
图书作者 :（日）大川隆法
责任编辑 : 张旭
特约编辑 : 王慧瑛
封面设计 : 寒公社工作室
排版设计 : 郑成
I S B N : 978-7-5470-2807-0
定　　价 : 29.8 元

联系电话 : 024-23284090
传　　真 : 024-23284521
E - mail : vpe_tougao@163.com
网　　址 : www.chinavpc.com

常年法律顾问 : 李福

目 录

目 录

目 录

目 录

目　录

目 录

目录

目 录

目 录

第一章　健康与幸福

——缓解压力的秘诀

压力是万病之源

拥有战胜压力的坚强意志

怀着感恩的心笑对生活

原谅是一种能够治愈疾病的行为

启发自己

信仰是长寿和健康的秘诀

第一章　健康与幸福

——缓解压力的秘诀

1 压力是万病之源

心理状态和疾病的关系

在本章，我们将从思考方法、人生论以及人生态度等方面讲述“健康与幸福”。

我在几十年的时间里，遇到了很多人，其中也有不少生病的人。

当然，生病是件值得同情的事情，但是有的时候，周围的人会说：“这人生病是理所当然的，他那样的生活方式如果不生病才怪呢！”

听到这样的话，生病的人肯定会非常生气。不过有些人得病，的确是由不健康的生活方式引起的。看看他们的生活方式，人们不由得会产生“他们是不是想生病呀”这样的疑惑。

或许在人们看来，至少他们潜意识里是希望生病的。说得再刻薄一点，有些人简直就像是在盼着疾病的大驾光临一般。

从主观意识上讲，没有人希望自己得病。但是，很显然，我们能够从很多方面感受到有些人的思考方法、心理状态都与疾病有着密切的关系。

我曾就职于一家贸易公司。公司有一个部门是专门进行期货业务的。因为是期货，所以价格每天都会上下浮动。而随着商品市场价格的上下浮动，很多在这个部门工作的人都会患上同一种病，那就是十二指肠溃疡。很明显，这是压力过大和过度操劳造成的。

如上所述，工作内容和性质不同的职位会引发不同的疾病，即所谓的职业病。这都是由于精神压力过大而引发的疾病。当压力累积到一定程度，就会在身体比较脆弱的部分表现出来。

在高度竞争的现代社会，来自方方面面的激烈竞争是各行各业都无法逃避的。为了获得更好的工作机会，为了将工作完成得更好，为了得到领导的赏识……人们不得不拼尽全力、奋勇争先，这使得人们的生存压力越来越大，而与家人共享欢乐的空间越来越小，与朋友相聚的轻松时光越来越少，生活不得不一步步让位于工作。工作越来越让人觉得沉重而疲惫，曾经对生活的美好憧憬，早已变成了对现实压力的无奈顺从。

而在日益沉重的压力下，人们面临着越来越多的心理和生理上的疾病。尤其是心理疾病，已经成为现代社会人类健康最致命的隐形杀手。有人说压力是万病之源。这种说法虽然可能有失偏颇，但的确道出了现代社会中人们普遍的不良健康状态。如果不知道如何消除压力，生存于现代社会的人们，不仅会失去许多幸福的机会，甚至还会早早地将自己逼上通向死亡的道路。

压力引发的疾病，与其他疾病还是有些许不同的。它大多直接表现在精神和心理方面，而不在第一时间内以身体疾病的方式呈现出来。只有在压力累积到一定程度，身体因无法再承受了，才会以生理疾病的方式“强制”让人休息。

另外，长期累积的巨大压力，还会从对个体生理和心理上的影响，扩散至群体和社会，进而引发许多社会性问题。

压力过大催生异样解压方式

我以前很少谈论毒品的问题，但是随着兴奋剂和毒品在日本的泛滥，我认为有必要进行一番说教了。

曾经，我认为在美国等国家吸食毒品的比较多，日本还没达到那种程度，所以就不怎么讨论这个问题。但是最近日本甚至出现了名牌大学的学生由于吸食兴奋剂和大麻而被逮捕的事件，因此我认为有必要讨论一下这个问题了。

兴奋剂会使人变得兴奋，大麻则会麻痹人的神经。从某种意义上来说，兴奋剂和毒品能够让人暂时脱离现实社会，忘却现实生活中的许多烦恼，而这往往也成为许多吸食毒品的人为自己开脱的最佳借口。在高度竞争的现代社会中，有太多的人想摆脱来自工作、生活、人际关系等诸多方面的巨大压力，而现实往往又不允许人们逃离太远，于是，有些人就选择了吸食毒品这种饮鸩止渴的方式来麻痹自己，只为求得哪怕片刻的类似灵魂出窍的轻松感。往往那些非正常的解压方式，一旦形成市场需求，就必然导致毒品泛滥。

现在毒品开始一点点地侵蚀着日本社会。最近有一名伊朗人，因在东京都内的高级住宅区贩卖毒品而被捕。从这个事件我们可以看出，毒品已经蔓延至人们的日常生活中了，同时也从另一方面说明，来自工作、生活各方面的压力已经影响到了社会的上层群体。“日本开始步入了压力社会”，“日本也终于开始美国化了”，以前健康的日本开始渐渐消失，慢慢变得越来越美国化了，这是很多人的感觉。

除了工作上的压力，由人际关系引发的压力也不少。比如，嫉妒他人的成功；不善于沟通，难以与人相处；无法得到别人的信任；过于追求个人表现；总是思想悲观，缺乏生命活力；不会利用时间，工作遭到冷遇；与上司合不来；被降职或者频繁换工作；因为与家人的价值观不一致而烦恼等。如果不能通过某种方式，把它们从体内排出的话，人们就会生病。

吸食毒品的人以为自己找到了一种排遣压力的好办法，殊不知，这样做是在拿自己的健康甚至生命做赌注，更谈不上是对幸福生活的追求了。

大家都知道，吸食毒品的人，都会形成一种上瘾似的心理依赖性。越是无法正确排遣现实社会压力的人，越是容易对吸食毒品后那种飘飘欲仙的感觉形成依赖，仿佛除此之外，解忧别无他法。长此以往，吸毒者陶醉于虚幻的精神享受世界，自我的意志已在不知不觉中瓦解，从而与现实社会脱离得越来越厉害，最后导致无法再融入正常的社会，变成一个十足的废人。目前戒毒更多依靠的是吸毒者自身的意志，这让很多精神脆弱的吸毒者难以忍受。长此以往，更难戒断。很多吸毒者在离开戒毒环境后，很容易再次深陷毒品诱惑的泥淖。一旦断了供应，就会变得精神不正常，因此就会不择手段地想得到毒品。他们不好好工作，通过不正当手段谋取钱财，甚至做出违法乱纪的行为，最后可能导致妻离子散。毒品会威胁到社会的安定，应当严厉禁止。

香烟渐渐被赶出我们的生活

香烟，虽然它的危害远远小于毒品，但是，由于它同样会危及人类健康，现在也在渐渐地被赶出了我们的生活。很多地方都已经开始禁烟了。

以前在飞机后部都设有吸烟席，供那些烟瘾难耐的人们临时解馋。而正因为有了这一看似人性化的设置，曾经引发了一场严重的空中火灾。所以，现在飞机上已经撤销了吸烟席，乘客在上机之前都会被反复提醒不要在飞机上吸烟。

现在日本的高铁客运专线新干线上也已经全面禁烟。记得我上中学的时候，新干线上还有很多人吸烟，尤其是男乘客基本上都吸烟，烟雾在车厢里流动，非常呛人。如果是在普通列车上，人们还能够打开窗户，散散烟雾。但是新干线的窗户是封闭的，我们就只能被迫吸二手烟了。由此可见，坐车的这几个小时，人们该是多么痛苦。

现在各地不断兴起了戒烟运动，抵制吸烟的呼声越来越高，尤其是对在公共场合的吸烟行为，更是严厉禁止。这对不吸烟的人来说也算是个福音。因为有研究证明，被动吸入二手烟的危害，甚至远远超出对吸烟者本人健康的危害。然而，迄今为止，还有无数人都生活在二手烟的包围之中，这对他们来说无疑是一件很痛苦的事情。

消除压力的方法有很多，但是靠吸食毒品或者吸烟这样的方法来排解压力，显然有极大的不良反应，应当停止。

可怕的文化冲击

还有一种消除压力的方法，那就是饮酒。俗话说“酒为百药之长”，这是古人对酒在医学上应用价值的高度评价。酒具有“通血脉，散湿气”，“行药势，杀百邪恶毒气”，“除风下气”，“开胃下食”，“温肠胃，御风寒”，“止腰膝疼痛”等作用，以酒入药还能促进药效的发挥。古代还有用专门制作的药酒来防治疾病的，比如，除夕节饮屠苏酒，端午节饮艾叶酒，重阳节饮菊花酒，据说可以避瘟疫。《千金方》载：“一人饮，一家无疫；一家饮，一里无疫。”可见酒在古代预防疾病方面的重要性。

酒除了能用来防治疾病，保健身体之外，适当饮酒还能够起到消除疲劳，缓解精神压力的作用。

我就有过亲身的经历。以前我还在贸易公司工作的时候，曾经被派驻到美国。在美国，工作压力是非常大的，不少同事在下班后都会选择去酒吧喝点酒，或者唱唱卡拉 OK，放松放松。由于我不喜欢喝酒，每次下班之后我都想早点回家睡觉，但有时也会被同事硬拉着去喝酒。

大多数人肯定都和我一样，认为最好的休息方法就是多睡觉。但是通过亲身体验我发现，稍微减少一下睡眠时间，去喝点酒，和朋友一起唱唱卡拉OK，这样不仅能够消除疲劳，还能够去除烦恼，是一种排遣压力的好方法。当然，我绝不是鼓励大家都去喝酒，那些不能喝酒的人就没必要勉强自己去喝酒了，但我也十分理解人们在结束一天紧张的工作之后想喝点酒的心情。与其说是想喝酒，不如说是想排解一下压力。

对日本人来说，在贸易公司工作的最大压力就是说英语。因为无论你英语水平如何，说得是否流利，上班的时候都必须说英语。英语毕竟不是自己的母语，多少还是会有些距离感的，再加上紧张的工作氛围，快速的工作节奏，让人丝毫不敢放松，心理上自然难免会有些压力。

下班后，为了消除白天积聚的压力，几个人就会聚到一起喝喝酒，吃吃寿司等日式料理，说说日语，唱唱日本演歌。在轻松随意的氛围中，和友人亲密交谈，人们很容易就能化解掉白天工作时产生的压力。如果不这样的话，时间长了，真会得病。

每天上班的男人们去了公司还可以和周围很多人交谈，而随丈夫外派的妻子留在家里，是非常无聊的。如果家的附近有本国来的朋友的话，还好一些；如果附近没有这样的朋友，很多人也会因为英语的压力而生病，时间长了，精神也会渐渐地产生异常。贸易公司员工的妻子，大约每一百人中就有一人精神有些不正常，概率之高令人吃惊。

人是社会性动物，需要在群体中生存，从群体生活中获得社会资源和他人支持。虽说离开群体也可以生存一段时间，但难免会出现各种精神和心理方面不适应的状况。

大型贸易公司里有一个比较特殊的情况，公司员工内部结婚的非常多。这就是公司充分考虑到以上情况所采取的对策。毕竟，在一个公司里工作的男女，相较于外人而言对彼此的情况都更了解一些，对工作中面临的压力和困难也都能相互理解，因此也更容易相互包容。而且，人们在一种熟悉的环境中，和熟悉的自己人一起工作，也有利于激发员工的工作热情，有利于员工的团结协作和公司的稳定发展。

同时，公司还会尽可能多地录用英语专业出身、看起来能够较好地适应国外生活的女性，尽可能减少由于语言环境不同所造成的隔阂给人们带来的心理压力。这也是充分考虑到在国外工作的特殊情况，所采取的一种应对措施。

但是，即使是这样的女性，结婚之后来到国外，也还是有很多人会出现精神问题，原因就在于巨大的压力。这种压力来源于不同文化的冲击。对环境和语言的不适应只是异文化冲击的一种表现。而因为不同文化差异而衍生出来的风俗人情、价值理念、制度规范、人际关系等，也必然会给异域工作、生活的人们带来种种与原本自身习惯不同的感受。能否适应这些差异，解决这些矛盾，能否顺利地应对这种变化的环境，将直接影响到他们对压力的承受能力。

2 拥有战胜压力的坚强意志

现代人的体质和意志力都在下滑

现代社会的文明是以往社会所不可企及的，我们在各个方面的发展都要远远超越我们的先辈。然而有一点是我们所逐渐落后并再也无法追赶上的，那就是我们不断下滑的体质。

和古人相比，我们用先进的机器代替了许多原本由手工来完成的工作。当我们因为机器的出现而得到解放后，就失去了自我继续进化完善的动力，也就逐渐变得迟钝起来。举个简单的例子，在经过相同训练的前提下，如果让古人来参加奥运会，恐怕所有的金牌将被古人收入囊中。

然而，这是人类进化所导致的必然结果，我们以四肢的退化为代价换来了大脑的更加发达和文明的更加进步。

我们现代人不仅体质在下滑，就连精神上的意志力也远远落后于古人。虽说现代社会压力大，几乎每天都可以听到有人自杀的消息，但我们在感受到震惊的同时，不得不怀疑我们现代人的精神意志力正在大幅下滑。20世纪世界曾经经历过战乱，人们会在极其艰难困苦的条件下完成自己想要做的事情。这种精神是很让人敬佩的，也是我们现代人所极度缺乏的。听说，一对日本母子到了外国后，竟然因为当地没有可以洗屁股的厕所而大为苦恼，最后还惊动了警察。这确实让我们感到诧异。

这其实就是我们现代人已经被物质化的世界所包围所侵蚀的缘故。极其丰富的物质世界在满足了我们各种虚荣和欲求之后，又将我们的意志力彻底摧毁，以至于我们只能生存在一帆风顺的环境里，一旦遭遇到任何坎坷就会立马败下阵来，有些意志力极度薄弱的人就会选择用自杀的方式来逃避坎坷。

然而我们不可能都像那些因为一点点小事就想不开去自杀的人那样，不然，人类社会也就不会走到今天了。

在哪里跌倒就在哪里爬起来。既然我们在意志力上面有所欠缺，就要想办法在这方面补回来。拥有了坚强的意志，才会使自己的人生变得更加辉煌和灿烂；拥有了坚强的意志，才能拥有真正意义上的幸福生活。

裁员和被裁员的人都容易生病

在当今经济迅速发展的时代，很多公司的管理人员以及负责人晚上都会失眠。工作要求精益求精，细节决定成败；公司发展需要统筹安排，合理布局；项目运营要求协调联动，各司其责；对外要多方谈判，对内要沟通交流；对上要汇报工作，对下要安抚激励；工作中要妥善应对人际关系，下班后要用心维护亲情友情……来自工作生活各方面的巨大压力，使得人们不得不终日绷紧神经，战战兢兢，如履薄冰，丝毫不敢松懈。

此外，从事一般工作的人，如果突然接手一个超出自己能力的项目，同样也会产生压力。因为，这“幸福的果实”来得太突然，令人毫无准备，难免张皇失措，忐忑不安。

尤其是在当前金融危机冲击全球的形势下，许多公司纷纷以大裁员的手段缓解经济压力，我们经常会在媒体上看到诸如某某企业裁减了几千名员工之类的新闻。许多被裁员的人因为突然失业而陷入恐慌无助，许多家庭因此分崩离析，许多人因为生活无以为继而贫病交加，甚至绝望轻生。这些无疑是不利于社会的稳定发展的。

其实，那些决定裁员的企业负责人日子也不好过。如果某公司以千或万为单位裁员的话，那么如何维持公司的继续运转就会成为一个重要的问题。这和受到经济危机冲击一样，是个令人头痛而又需要迫切解决的大难题。身处巨大压力之下的负责人，在殚精竭虑解决如此棘手的问题时，难免会有灰心丧气的时候。也许他们也会产生索性大病一场，借生病住院来逃避责任，摆脱令人沮丧局面的想法。如果负责人抗压能力弱的话，很可能就会真的生病住院。

人们在想逃脱重大责任、威胁到自己名誉以及伤害到自尊心的时候，总是会面临精神、情感、心理上的种种剧烈起伏，在这种突然的外来条件刺激下，基本上都会生病。

抑郁的现代人

现在我们有很多人，身体上并没有生病，但是精神上却非常抑郁，时常表现得闷闷不乐，精神萎靡，而自己也只是觉得可能是因为心情不好、状态不佳，而导致精神暂时有些不振而已，没什么大事，以为过几天自然就好了。殊不知，这种抑郁的状态，其实就是一种心理疾病的体现，说明我们的健康已经在不知不觉中被慢慢侵蚀了。

精神抑郁的一般表现为忧闷难解、疲倦无力、情绪颓丧等，在以前这些症状或许并不会被人们重视。而如今，抑郁已经被看作是一种精神疾病，而且是现代社会里极为普遍的一种隐形病。

伴随着现代社会的快速发展，人们面临的生存压力也在不断加大。然而，人们往往并不能及时察觉自己的亚健康状态，而且不知该如何正确排遣所承受的压力，于是就出现了将抑郁作为患病的借口，以此来摆脱现实的压力。

在压力社会环境下，抑郁已经成了人们亚健康状态的一种常态表现。医学界将“抑郁”定义为新的疾病类型，这也为很多正在压力困境中苦苦挣扎的人，提供了一个极易寻找的能够暂时逃离现实社会的合理出口。既然人们可以接受抑郁的状态是一种病，那么当身体出现类似状况的时候，他们就可以进行自我辩解，堂堂正正地告诉别人“我生病了”，以此换得一丝休息缓冲的机会。而由于很多人都已经接受了这种状况是一种病，所以现在宣称患上抑郁疾病的人也越来越多。

诱发精神抑郁的原因有很多，其中之一就是现在这个易产生压力的社会环境。

在当今高速发展的经济社会中，人们面临的来自社会生活各方面的压力在不断增加，相应地，我们克服压力的能力也必须不断提高，才能适应现代社会激烈竞争的发展节奏。

这就好比当我们研制出了消灭某种细菌的疫苗后，接下来细菌就会发生变异，使疫苗失去效用。随着病菌不断变强，那么疫苗的效力也需要不断的变强，才能更好地发挥其消灭病菌的功用。我们就需要这样一种不屈不挠的精神。

现代亚洲人的意志正在变弱

同样身处于压力社会环境，但并非所有人都会因此而患上精神抑郁。意志坚强的人，心理承受能力也较强，往往能够经受住人生中的种种挫折，正确应对生活中遭遇的困难，并有效地排遣压力，保持身心健康。而意志薄弱的人，心理承受力差，面对困难和挫折时，往往会变得畏惧退缩，颓废沮丧，甚至精神崩溃。而且这种压力转变成疾病的过程，简直就如瀑布落下之势，其速度之快，让我们根本来不及去加以阻止。公司突然倒闭，上千人失业，面对这种状况，我们往往就无能为力。在这种状况下，虽然有很多人会因为公司倒闭，生活压力变大而忧虑，导致生病，但并不是所有的人都会生病。

如果一个公司有八千员工被解雇，那么并不是这八千人都会生病，有因此事生病的人，也有不生病的人。这就是人与人的差别所在。

差别就在于平时思考问题的方式、素质修养以及人生规划上的不同。那些没有因此而生病的人，一定是心理素质好，意志力强，对自己的人生有过规划的人；而那些生病的人则刚好相反。

总而言之，世事无常，在这样的环境中，想要维持不变的状态，是不可能的。同时，不可能万事都一帆风顺，有逆境顺境也是必然的规律。人生就像是不断起伏的波浪，有高峰就会有低谷。

处于这样的环境中，最重要的就是要有强大的“精神力量”。

很多国家的人一提起亚洲人，就会有一种忍耐力强、工作认真负责的印象。的确，这种精神正是被世人所熟知、所称道的地方，也是东方自古以来的优良传统之一。然而在当今社会，尤其是泡沫经济破灭以来的二十年，许多人因为经济不景气，公司利润减少，家庭生活压力变大等原因，逐渐地丧失了这种精神。与前人相比，现在丧失斗志的人越来越多，意志力越来越薄弱，越来越不能承受压力。不管是男性还是女性，曾经那种不屈不挠的精神和坚强的忍耐力都在减弱。最明显的标志就是每年因为生活压力过大而自杀的人数越来越多。这不得不说是一件令人遗憾的事情。

20 世纪的日本女性都非常有耐力，备受人们的尊重。那时的女性吃苦耐劳，十分坚强，不管遇到什么问题都镇定自若，在家作为一个贤内助默默地支持着丈夫，十分让人佩服。但是现在的女性，却非常不坚强。虽然如今走出家门和男性一样从事工作的女性越来越多了，女性的社会地位和男性一样平等，但她们在遇到困境或挫折时，却表现得非常脆弱。

现在的人们可以畅所欲言，嘴上功夫越来越强，但是精神方面却越来越脆弱，很容易受到伤害。哪怕是一些微不足道的小事，都会伤害到他们。

从这一点上来看，人们非常缺乏精神方面的锻炼。物质生活的日益丰富和快速的社会生活节奏，使得人们不得不将更多的精力都转移到物质层次，从而也就相对缺少了对精神层次方面的关注。物质的社会，让越来越多的人感到心浮气躁，从某种意义上来说，现代社会缺乏的正是像坐禅修行那样的锻炼方法。

现代人压力变大的缘由

压力自古以来就有，并随着社会的发展而进一步地发展，伴随着人类文明的不断进步而不断增强。细心的人可以发现，我们的父母辈在我们这般年龄时，虽然也担负着家庭的责任，但总体来说，他们那时候所感受到的压力要远远小于我们现在所遇到的压力。之所以会这样，是由以下三方面的原因造成的。

一是因为社会的进步。社会的进步要求我们为了能够适应社会的发展需求而不断地充实自己，要活到老学到老。如今的社会因为高速发展，所需要的人才也是必须能够与时俱进的，这就要求我们即使是在工作以后也要不断学习。这样而产生的压力，更多时候是有益的，是社会进步的必然。

二是因为社会经济的不景气。日本在20世纪80年代末，经济泡沫破灭后就一直处于经济不景气状态。经济不景气所带来的最直接的表现就是人们的收入减少，失业率增加。每年因为失业而无法维持家庭生活，进而自杀的人也越来越多。这些人与其说是死于失业，不如说是承受不了失业后所带来的巨大压力。

三是人们不断追求物质化生活，而缺少在精神方面的修养。物质社会中的人们，很容易就被庞大的生产机器所制造出来的商品所包围，沉湎其中而无法自拔，最终成为商品的奴隶。要想摆脱这样的厄运，重新找回我们自身的价值，就需要我们拥有一颗信仰之心。信仰之心会带给我们内心的纯净，使得我们能够有所觉悟，从而得到救赎。这样大家就拥有了可以战胜压力，重拾信心的坚强意志。心态健康，万事才能更加和谐，生活才会更加幸福，社会才会更加美好。思考让人们有了改变自我、改变世界的力量，能够创造出奇迹，甚至可以扭转乾坤。

3 怀着感恩的心笑对生活

不易生病之人的特点

那么我们怎样才能不生病呢？

简单地说，首先要有一颗爱惜自己身体的心。身体是父母赐予我们最珍贵的东西。中国有句古语叫作“身体发肤，受之父母，不敢毁伤”，也是这么个意思。我们只有首先爱惜自己的身体，才能为不生病做好准备。

其次，大家要注意多锻炼身体。生命在于运动的道理大家都应该明白，只有适当而科学地运动才能使我们的身体永葆活力，散发出青春的气息。健康的身体，是我们正常工作和学习的保障。身体是我们最宝贵的财产，也是我们从事一切活动的根本。多锻炼身体，才能减少疾病的发生。

最后，也是最重要的一点，就是大家要怀有一颗感恩的心。我们能够来到世上，是父母的功劳；我们能够受到教育，是老师们的奉献；我们能够在公司取得进步，是有上司和同事们在帮助。独自一人，是很难取得什么成就的。我们之所以能够有今天的成绩，是因为有很多人在帮助着我们，所以大家记得一定要常说“谢谢”。怀着一颗感恩之心的人，是不易生病的。原因就在于，他们不会去责备他人，憎恨他人，不会轻易生气。相反，如果一个人常常憎恨别人，迁怒于别人，易生气的话，那么是很容易惹病上身的。

这种性格会导致两种结果：要么把怨气憋在自己心里，最后使得自己身体垮掉；要么在强大的意志支撑下，打败对方，使得对方生病。

很多事例表明，性格易怒、攻击性较强的人，更容易引来疾病，要么是自己生病，要么就是使得别人生病。而且这种人又很常见，也容易碰到。在如今这样一个充满攻击性的社会里，“谢谢”一词就成为一个很好的中和剂，所以怀着感恩的心笑对生活就变得非常重要。如果有人憎恨你，想让你出丑，那么“感谢”一词会让气氛得到缓和，从而避开对方的发难。

感谢，往往拥有消除对方恶意的神奇力量。

一句话决定人生的幸福

自己的生活如果充满阳光，心里又充满感激的话，那么我们就会觉得很幸福，我们会觉得生活中到处都是美好的，也就不会到处说别人的坏话。

“那个人太坏了，谢谢他”，像这样说别人坏话同时又感谢别人，是非常奇怪的，也是非常矛盾的，更会被人误解为神经病。因此没人这么说话。

说别人坏话的时候，一定是发现了他的缺点和不足之处，而谢谢一词，却包含了对别人的肯定和赞许。感恩的话也是有治疗疾病的神奇功效的。

如果一位女性生病了，她的孩子对她说：“妈妈，谢谢您一直以来对我们的照顾。”那么她的心情会愉快很多，身体一定会很快康复。因为母亲从孩子的话中得到了安慰，心灵上也会受到慰藉，从而也就会快速恢复健康。

如果她的孩子一直责怪妈妈，说妈妈不好；同时丈夫也一直抱怨，公公婆婆也不待见，那么这个女性的心情肯定会十分沮丧，心灵也就如同遭受了沉重的打击般一蹶不振，这样的话，长此以往，难免会生病。

如果孩子一直说“我妈妈真好”，丈夫也一直认为“我妻子真棒”，那么处于这种环境中生活的女性是不会轻易生病的；即使生病了，她也会很快康复。

人，总是希望得到别人肯定，希望把自己好的一面呈现给别人。这是人的本心需求，我们不能忽视这一点。简单地说，一句话可以决定人生的幸福。

在这世上，存在这么一群人，他们在希望被爱的同时却又很少付出对别人的爱。正是因为缺少爱的付出，才会有那么多人缺乏爱。

所以，我希望这世上能增加乐于施与爱、奉献爱的人，使世界上充满更多的爱。奉献爱的同时自己也会收获幸福。

生命及成长也值得感谢

懂得感谢的人才能够健康，更能够长寿。

大家一定要注意，我们能够来到这个世上，本身也是一件很幸运的事情。父亲和母亲于人海中相遇已是十分偶然的邂逅，孕育了我们，更是难得的机缘。也就是说，我们能够拥有生命活在这个世上，本身就是一件很了不起的事情，只不过我们都习以为常而没有发觉罢了。

要知道，在父母结合生育我们的过程中，原本是可能会出现千万个不同的结果的，最后我们能够出生，也是一种莫大的幸运。

不仅我们出生时是这样，在我们成长的过程中更是如此。婴儿时父母的养育；少年时老师的教诲；青年时朋友的帮助；工作后同事的勉励……这些都是我们成长中不可或缺的因素，他们大家是我们能够一步步获得知识，获得成功的过程中最需要感谢的人。没有他们，很难想象如今的我们会是什么样子。

当然，不仅要感谢那些曾经帮助过我们的人，即使是那些给予我们困难和压力的人和事情，我们也需要感谢。因为，人生没有所谓的一帆风顺，万事如意。他们的存在虽然使得我们遇到许多坎坷和不平，但也磨炼了我们的意志，使得我们的生活更加多姿多彩。

只有经过了不断磨砺的人生才是最完美的人生。因此，请让我们对那些让我们为难、给予我们挫折的人说一声谢谢，感谢他们的存在，我们才能够过得更加精彩。

心理上生病了，身体更易生病

女性在进入更年期以后，随着年龄的增加，身体状况会越来越差，脾气也越来越暴躁，经常会出现烦躁易怒，身体不适等状况。特别是雨天的时候，不是这儿疼就是那儿疼，出现腿疼、腰疼、脖子疼、头疼等各种症状。

有些人的身体更加敏感，他们不仅雨天的时候身体会出现不适症状；在下雨前，身体就会出现反应。

这样敏感的感知能力，从科学角度上分析也是有一定道理的。要下雨的时候，气压就会变低，普通的人对此并不会产生太大的反应，但是那些身体十分敏感的人就会立刻感应到气压变低了。这时，他们的身体也就会因为不适应低气压而表现出不适，有人还会感到心情郁闷。

或许也可以这样说，拥有这样敏感的感知能力，或许是一件很不幸的事情吧。

更年期，是很容易患病的时期，也是很爱唠叨的时期。进入更年期的人，身体会出现不适，变得爱抱怨。但是如果过度抱怨的话，很不利于身心健康。根据“同波长相吸，异波长相斥”的灵魂法则，拥有相似波长灵魂的人，是会相互吸引的。爱抱怨的人，心灵上会蒙上一层阴云，而这更近乎于一种消极的状态。当人的身体长期处于一种消极的状态中时，那么很容易招来各种不好的人或者事物，身体很容易生病，严重的话，可能会患上难病、奇病。例如风湿病等。当心理上发生病变时，身体相应的部位也会受到影响，波及五脏六腑。

4 原谅是一种能够治愈疾病的行为

原谅那些可恨之人

那么怎样才能不让心灵蒙上阴云呢？

这些方法，在我的其他作品中都有讲解，希望大家能够运用到实践中去。简单地说就是前面所讲的感恩、笑对生活等。

接下来我们要做的就是，向那些和我们关系不太好的人说一声抱歉。很多人就是因为憎恨他人，不能原谅他人，而使自己患上疾病。所以我们要敞开心怀，向不喜欢的人致歉。

人无完人，活在世上不要太固执己见，很多时候，我们的双眼只能看见别人的过错，而对自己的错误视而不见；对别人的一点缺点就抓住不放，当自己犯了错误时却百般狡辩；甚至有很多人固执地认为“自己绝对正确，错都在别人”。如此倔强，本身就是错误的。

人都是会犯错的，固执地认为错的都是别人，不断地责备别人，这样的态度本身就是不对的。或许的确是对方的错，但是如果你一直不依不饶，揪住别人的错误不放手的话，那么你的这种行为也一样是错误的。

所以，如果对方一直不道歉的话，那我们就大度一点，尝试着和他们握手言和吧。

夫妻关系、父子关系以及社会关系中，如果有人和我们关系不好的话，那么就让我们先道歉，和他们和好吧。一味地和对方怄气，以不友善的态度对待别人，不仅不能解决问题，反而会使自己更加烦恼和痛苦；而当我们在生气与厌恶时，疾病就开始找上门来了。

生别人的气真的是一件很不划算的事情，我们在生气的时候都是希望别人能够不好过，然而这只是我们的一厢情愿罢了，归根结底，最大的受害者其实是我们自己。我们在生气的时候，其实就是在潜意识里告诉自己要生病，而我们的身体一旦接受到了这样的信息，就会自动产生出许多问题来，从而使我们得病。而我们一旦生了病，不但暂时不能工作，还要去医院看病治疗，破费钱财，亲人们也要因此而受到连累来照顾我们，甚至还会给公司乃至社会造成损失。如此一来，我们生气的代价岂不是太大了吗？这样生别人的气，真的是很不理智的。

如果和对方闹了矛盾，那就请我们先说一声“对不起”吧，要知道，别人和我们是不同的，想法和做法不同也是正常的，就算因此而和我们发生了一些冲突也是在情理之中的。世上没有两片完全相同的叶子，也没有性格和理念完全相同的两个人。然而人类还是生存了几千几万年，之所以能够这样，就是因为人类拥有能够原谅别人的高贵品质。

当你道歉的时候，对方也很难坚持说“就是你的错”。当然，有人也许会说“对，就是你错了”。但当你承认，并为自己的错误而道歉的一瞬间，你的愤怒也就平息了，同时心中的纠结也就随着解开了。

如果大家已经在学习如何修身养性，那么就应该自认比对方的精神境界高，这时更需要我们先向对方道歉，做到先原谅对方。如果大家还没有开始接触佛法真经的话，那么就试着为了自己以及家人着想，心平气和地在心里原谅对方吧，然后再对他说道歉。这样不但能够化解彼此之间的恩怨，还能使自己的精神得到提升，从而在内心净化自己的灵魂。

“原谅”这一行为是可以治愈很多疾病的。有的人患了病，却老是康复不了，其中大部分并不是治疗手段不先进，医生技术不高超，而是因为他们心中仍有芥蒂，不能做到原谅他人的缘故。不能原谅别人，从而使得怨恨之情始终聚集在自身的体内无法排除。说得不好听一点，这简直就是自己给疾病创造了一个极其优越的生存条件。

即使遭遇到那些从法律上讲，你是正确的情况时，也要努力去原谅别人。人这一辈子，谁也无法预知会遇到怎样的事。遇到不幸的事，谁都难免心中愤懑不已，憎恨之情也会出现。当遭到强盗打劫、女儿被歹徒杀害了等极大的不幸时，或许还会有对坏人的恶性追究几十年，不判处罪犯死刑决不罢休的人存在。

但是，长期执着地追究此事，一个人的人生也会变得不幸。这么执着地要求去惩罚凶手，不管最后的结果能否如愿以偿，但是可以肯定的是，在这过程中，自己本身也会因为感情的原因而失去理智，也就很容易诱发疾病。

同时，如此憎恨一个人，也是对自身的一种惩罚。原本我们是想惩罚别人，可如今因为过于执拗而使得自己也受到惩罚，这是一件很悲哀的事情。所以还是要时时告诫自己放下为好。

不管怎样，死去的孩子都不能活过来，失去的东西也无法还原，把自己的精力耗费在找不回的过往上，不如怀着宽恕之心，对自己、对他人，对未来重新敞开胸怀，去享受接下来岁月的欣喜与快乐。与此同时也要为孩子祈祷，希望他能在另一个世界过得幸福。这样做的话，孩子的灵魂也会得到拯救。

如果父母一直心怀恨意，恐怕九泉之下的孩子就很难重返天国。当拥有一颗宽容之心时，我们就不会心生憎恨，内心也会慢慢地变得平静。这样的话，即使是在另一个世界的孩子也会和父母一起心怀慈悲之情。相信这样的生活才会更加充实，这样的人生才会更加快乐。

除了我们自身的因素外，也请相信公正的法官会在法庭上做出一个令人满意的、正确的判决。而另一方面，作为个人，我们能够做到适时的原谅，也是非常重要的。

磨砺缘自前世

犯罪的人，基本上都是不幸福的人。

可以肯定的是，如果看看他们的家庭环境、成长经历以及现在的生活状况，我们不难看出，他们都是一群不幸福的人。他们之所以会走到如今的地步，除了个人的因素外，来自其家庭和社会的因素也起到了极为关键的作用。他们在铸成今天这种恶果的过程中也是充满了不幸的。如果考虑到这一点的话，那么宽恕他们也许会相对容易一些。尽管我们很容易会因为自己的亲人受到了伤害，而对他们产生强烈的憎恨之情。但是实际上，他们也同我们一样是不幸的人。

如果不能适时地做到原谅宽恕，那么自己也会变得不幸福。我们谁都不希望自己的一生充满着怨恨和憎恶。

犯罪的人自己也遭受了不幸。对方因为犯罪，已经遭受了惩罚，这是他们的不幸。如果我们一直坚持用更加严厉的手段惩罚犯人，那么我们的行为在某种意义上也是犯罪。

原谅是一件很难的事情，但我要说的是，从根本上来说，仇恨会破坏我们幸福的未来。纵观世界，世上不幸福的人有很多。人的一生，会经历各种各样的磨难和困苦。佛教中讲轮回转世，它认为我们遇到这样的事情，都是有缘由的。我们在今世的生命并不是孤立存在的，而是和前世有着极其深厚的渊源的。如果有人能够看透我们前世的话，那么就一定能够找到我们之所以在今世会遭遇如此多的麻烦与挫折的原因，答案想必与前世我们的所做所为有着密切的联系。

在现世，这种情况就会以某种过激的方式呈现出来，如卷入某些事件，遇到交通事故，身患疾病等。如果被卷入了杀人事件，那么一定与你的前世有关系。特别是过去，战事纷多，很多人可能在前世都杀过人或者被人所杀。从宗教意义上来说，杀人者在前世可能有被人杀害的经历。

如果发生了我们现在不能理解的事情，千万不要过度地指责别人。要明白，之所以会遭遇这些事情的原因，一部分是因为我们自身陷于其中，处于一种当局者迷的状态，无法分辨是非；另一种则可能是我们前世的一些作为映射到今世的结果，而我们自身无法察觉。所以，在面对这些事情的时候，我们要坦然面对，明白这些都是必然与自己有联系的，都不是孤立存在的。所谓的不能理解，只是我们暂时因为自身原因而无法明白真相而已。

希望你可以这样思考，我们心灵深处，深藏着一些东西。世上发生的事情，就是对我们的一种启示。

5 启发自己

珍惜现在的拥有，多用善言正语

“感恩地笑对生活”以及“珍惜自己所拥有的东西”，这都是非常重要的。即使是生病了，我们也要想到，比起那些被病魔夺去生命的人来说，我们要幸运得多。如果我们身体健康，没有疾病，这就又比那些生了病的人要幸福，还有什么可抱怨的呢？我们总是因为遇到了一些困难和挫折从而认为自己是最不幸的，却忘了我们所拥有的东西，在很多人看来就是一种幸福。我们要学会珍惜现在我们已经拥有的，因为拥有本身就是一种幸福，只是大多数人因为身在其中不曾察觉到而已。

有些人因为长期生病，在自怨自艾的同时，还特别容易对他人生出憎恨和不满，这样极容易陷入缺乏理智的状态。他们为自己所遭受的病痛和灾难而感到怨恨，认为经常来探望自己的人才是好人，甚至会说那些不怎么来探望自己的人的坏话。

生病的人对来探望自己的人说了坏话，这样探望的人可能就不想再来了；而如果不来探望，病人就会变本加厉地说坏话，这样就很容易陷入恶性循环。对病人来说，得体地说话或许是一件很不容易的事情，因为大多数病人都会因为自身的疾病而陷于一种苦恼的状态之中，思考方式也会随之而产生微妙的变化，往往会因为缺乏理性的判断而不能分清是非。如果希望别人来看望自己的话，一定要记住不要说人家的坏话。一旦你说了别人的坏话，人家虽然表面上会看在你是病人的份上不会说什么，但是在心里会产生对你的厌恶和疏远。尽管可能碍于情面对方还会来探望，但是那种疏远感即使经过很长时间也是很难消除的。我们不能因为自己的一时任性而影响到自己的人际关系。要知道，人都是喜欢听好话，不喜欢被批评的。

如果生病后孩子和孙子们都不怎么来探视，这一定是有原因的，不要在没弄清楚事情的真相之前就埋怨他们。我祖母晚年就是这样的情况。祖母有八个孩子，但是到了她晚年的时候，谁也不愿意主动去照顾她。无奈之下，最后只好由大家轮流照顾祖母。如果说一两个孩子不想照顾祖母，那么可能是因为他们不孝，然而大家都不想去照顾她，可见另有原因。原来，大家之所以如此，是因为祖母说话非常蛮横，谁也不敢招惹她，久而久之大家原本想孝顺她的心全部被吓跑了。比如祖母经常挂在嘴边的一句话就是“小时候我最疼的就是你，现在就由你照顾我吧”。但是没有谁会主动地想要照顾她，不是找借口就是推三阻四。虽说是自己的母亲，大家不能不去照顾，但是谁也不敢单独地去照顾她，所以一直是大家轮流照顾。最后祖母自己住进了医院。

住院之后，虽然她已经卧病在床不会给大家挑起事端了，但是她的头脑还是非常清醒，嘴巴还是那么厉害。有时候祖母还用了一种非常神奇的“魔法”招呼了一大帮人去看望她。说起这非常神奇的方法，那不外乎是在一张纸上写上孩子的名字，然后再写上“过来看我”几个字，然后把这张纸系到病床的扶手上。这样自己名字被写上去的孩子，就像是被施了法术一样，即使不想来也只好硬着头皮过来了。

这种感觉简直就像孙悟空被念了紧箍咒，勒得大家头疼。大家心想“一定是母亲又做了什么”，迫不得已只好赶往医院。果然不出所料，写着自己名字的纸片被绑在了扶手上。

这听起来有点不可思议，但这确实是件真事。我的祖母好像有某种魔法，这样不用打电话，就能够把想找的人叫过来。可能是因为祖母意念十分强烈吧。

就这样，虽然祖母自己意识不到，但是过去自己的生活方式中的确存在着很多的问题。她对待子孙的方式，让他们产生了很多的不满，虽然他们都没有明显地表现出来。

因此，如果生病了，子孙们不怎么来探视的话，这时不要只是一味地责备他们，一定要想想，是不是自己在日常生活里对待他们有什么不公平的地方，自己有没有说过什么话而伤害到了他们。当自己开始反省，而有所改变的时候，孩子们的态度也一定会有所改变的。毕竟父母和孩子们之间的感情还是根深蒂固，难以动摇的。

人上了年纪之后，性情很容易变得像孩子一样，变得任性，一味地由着自己的性子来，听不进别人的话。所以一定要注意。此时要做的，就是尽量使自己不给别人增添麻烦。虽然人老了以后需要儿女来照顾，但是一味的完全依靠儿女，其实就是在增加他们的负担。因为已经成为中年人的子女们，往往此时正处在人生中压力最大的时期。

人际关系需要理性的态度

在漫长的一生中，完美地处理好人际关系是非常难的，因为谁也不是十全十美的。人都是有缺点和不足的，这些缺点和不足会使他们在一些事情上变得缺乏理性细致的思考，从而导致事情出现偏差。所以，完美地处理好所有的人际关系是件很困难的事情，大家没必要去苛求自己。

我们能做的就是，尽可能理性地去处理人际关系。这对我们来说是十分必要的，我们不可能做到最好，但可以尽可能做得更好。所以，理性的思考以及根据事情的大小酌情处理问题的能力也是十分必要的。

人上了年纪之后，思想会渐渐的趋向稳重和保守，往往都会主张儒家思想，开始强调孝顺的重要性。

当孩子们长大成人，离开自己的时候，父母们就开始唠叨孝顺的重要性了。但是孩子们往往并不爱听他们的说教，甚至把自己的耳朵给堵上。因为他们此时正处于人生蓬勃发展的时期，刚刚进入了以事业为主的年龄，需要规划和闯荡出自己的一片天地。父母们此时强调孝顺，无疑是将他们捆绑在家中，阻碍他们事业的发展。这样一来，儿女同父母之间因为代沟而产生的问题就突现出来了。这是做家长急需重视的一个问题。

以前，人们恪守儒家的教诲，父母死后，要守孝三年。但是在现代社会，这基本是不可能的。如果现在人们还这么做的话，那么带来最直接的后果就是失业。没有了工作，温饱都成了问题，更不用说去给父母守孝了，何况时间还长达三年。所以，不能用以前的道德观念来要求现在的人们。

6 信仰是健康和长寿的秘诀

充满信仰地生活

关于如何治疗疾病，医学上一向是以唯物主义观点为主，坚持用科学的方法治病救人。其实，作为建立在唯物论基础上的现代医学，其实最初也是来源于被现代社会所否定的古老的祭祀仪式和巫术中的。人们更多地强调信仰，是因为在历史上有过许多通过它救治病人的记录，信仰在救治人的身体症状上也是有一定贡献的。只是随着社会的发展，物质的社会更多依赖于建立在唯物主义基础上的医学，以信仰为手段去救治病人的方面也就大大减少了。

利用内心强大的信仰力量救治病人，在史书上也是有记载的，而治病的关键就是所尊崇的信仰。拥有信仰，完全遵循真理生活，那么生活中的阳光就会越来越多。这样不仅能够治好自己的病，同时一定程度上还能够为别人疗伤，特别是那些患有心理病症所引发的疾病的人。前面我们曾讲过，当人的心理产生了抑郁等症状，身体的器官也会随之出现病变。所以，一个人的心理健康对人的生活影响很大。

那些性格开朗、心里充满阳光的人，一般身体都比较健康，都比较长寿。

任何事物都存在积极与消极的两面性，关键在于看待事物的人是如何选择的。经常看到事物不好的一面，而看不到好的一面的人，往往会生病；看到事物积极一面，不考虑事物消极一面的人，都是比较健康长寿。所以，性格开朗、不杞人忧天的人，也是很少患病的。

此外，对他人依赖小的人，一般都能够处理好人际关系。上了年纪之后，如果能保持自立心，自己独立生活，就能够更好地处理父子、兄弟以及夫妻之间的关系。相反，如果凡事依赖别人，那么最后结果往往会变得很糟。我们知道，毕竟人都是作为独立的个体而存在的，哪怕两个人之间关系再密切，一个人也不可能接受在处理自己生活的同时还要去照顾另外一个人，更何况这个人还是完全有自理能力的人。

希望大家一定谨记：良好的人际关系是建立在互相独立的基础上的。

找到医学和信仰的折中点

实际上，通过人的信仰的力量来帮助身体获得健康的事实，在以往的历史中是得到过证明的，也希望今后这一观点能够得到越来越多人的赞同。信仰不仅拥有强大的力量，还能够救治病人，尤其是一些在现代医学上很难完全治愈的心理疾病。

在日本《医师法》规定，没有从医资格的人，是不能够展开医疗救助活动的。所以，教堂也就慢慢地不再从事救治病人的活动了。

但是，以前传教士在宣传教义的同时也拯救过许多人的生命，这也是个不争的事实。然而因为传教士的目的主要是传播信仰，而宗教信仰又被认为是唯心主义的，这与建立在唯物主义基础上的现代医学在本质上发生了冲突。所以在如今的社会，传教士已经很难再插足医学界了。

现代医学讲究的是唯物论，所以对患者，只是通过物理上的治疗以达到消除病因的目的。然而这就忽视了一点，人是由自身的本心和肉体共同组成的，如果生病后住院，只是通过物理手段去治疗，纵然可以暂时将病魔压制住，但由于忽略了患者的本心，所以达不到彻底根治的目的。而信仰，恰恰在治愈病人内心的问题上有着现代医院所不能达到的神奇疗效。

生病后当然要去医院治疗，但是如果拥有信仰的话，就会恢复得更快。明白了人生的目的和使命之后，人就会变得健康，生活也会更加幸福。

希望大家能从医学和信仰中，找出一个折中点，这个折中点正是现在我们所需要的。

以上我们阐述了健康与幸福的关系，希望能够给大家带来一点启示。

●专栏　健康与幸福启示1

如果能够一辈子不生病

即使是能够被治好的病，也需要自己积极地配合。因为治病不仅是医生和病人相互配合才能完成的事情，更是物质的现代医学和心灵的自我意识之间相互作用的过程。

人生活在世界上，和自然界所有的生物一样，生老病死都只是一个循环而已，不是人自身能够改变的。我们能做的就是在有限的生命中尽可能地去遵循真理而生活，使自己在生活中更加快乐，这样也就是最大的幸福了。

人都希望自己一辈子不生病。但是，生老病死是不可避免的，出生的同时也就意味着必然会有死亡。不仅佛教中有这样的观点，这也确实是亘古不变的真理。

病了虽然可以治好，但是若干年后仍然逃脱不了死亡的结局。虽然有人一直健康直到寿终正寝，但是大部分人，还是因为生病而去世的。生而为人就必须接受这种命运。

生病是导致人类死亡的最大因素，而生病的原因又是什么呢？对生活不满意，和别人有矛盾纠纷，自身受到了伤害，生意上失败等。这些因素都会使人产生不安和焦虑。当人长期处于这种状态之下，便很难拥有健康的身体，而疾病也就会趁虚而入。

如果我们眼睛只聚焦到这部分，那么我们就会只看到社会的阴暗和不幸。但是，如果从“人生是可以轮回的”这一佛教中常说的人生真谛的角度来看，生老病死本身就是一种大慈大悲。

如果身体能够一直不生病，一直非常健康的话，那会变成什么样呢？

打个比方吧，在20世纪初，美国生产出了第一辆T型福特车。如果在百年后的今天，此车还继续行驶在高速公路上的话，那将是一副什么情景呢？大家可以想象一下。

就算T型福特车现在还非常结实，能够继续跑，人们恐怕也会想换一辆新车来开开吧。

人们总是会不断地淘汰旧车，更换适应时代潮流的汽车，尤其是喜欢新事物，追赶潮流的年轻人更是乐此不疲。古董车有古董的价值，但“恒久远”有时未必是“好”的代名词。

同样的道理，人们为了不断地提升自己灵魂的高度，也需要身体不断地适应新的人生计划和职业要求。

其实有这样新的选择是一件非常幸福的事情。作为获取这种幸福的代价，那就是更换掉旧的东西。

新车也会渐渐地变成旧车，最后被报废掉。人的身体也是同样的道理，会在生活中渐渐变老，最后死亡。

如果人长生不老的话，那将是一件很麻烦的事情。人口不断增长永远不会减少，然而地球上可供居住的面积和可以使用的资源却是有限的，几十年后，整个地球会因为承载不了无限制增长的人口而濒于毁灭。我们不能为了一己之私而不顾子孙后代，不顾我们所居住的这个星球的未来和发展。所以幸好，人是不可能活几百年的。

尽管人不可能长生不老，但我们可以保持良好的生活习惯，尽可能地健康长寿。这样做的前提是我们需要接受一个事实，那就是“生老病死”是人生的一个正常过程，世间万物皆是如此，人也不例外。

第二章　消除抑郁

——保持心情愉快的秘诀

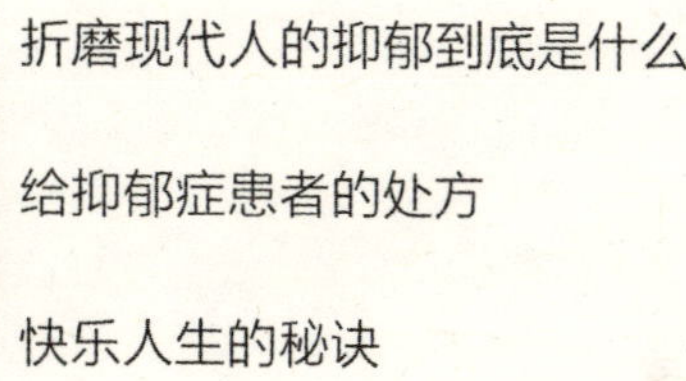

折磨现代人的抑郁到底是什么

给抑郁症患者的处方

快乐人生的秘诀

1 折磨现代人的抑郁到底是什么

为什么升职也会抑郁

最近，关于抑郁的电视节目非常多。我也感到“抑郁”已经成为困扰现代人的一个重大问题。因此，我们很有必要讨论一下如何消除抑郁的问题了。

现在，据说三十多岁的人最容易患抑郁症，之所以会出现这种情况，一个很大的原因就是工作问题。据说现在很多人在升职之后会患上“升职抑郁症”。在一般常识里，升职是一件好事，但是这种说法可能存在着一些问题。

人总是希望能得到更好的发展。我也常常鼓励人们要努力工作出人头地、要勇于承担重任、要努力成为职场达人，但是，很多人在经过努力奋斗成功升职之后，却患上了抑郁症。

出现这样问题的原因，可能就在于过重的责任带来的巨大压力。如果年纪轻轻就承担重任的话，反而可能会对自己的人格带来不好的影响。

有人在30岁的时候就已经做到了管理职位。这个年纪是精力充沛、大展宏图的时期，如果在这个阶段患上抑郁症的话，那么对自己和公司都是一种损失。所以必须防止患上抑郁症。

如果一开始我们的目标就是最终成为总经理的话，那么在升职为组长后，是不会被压力给击垮的，因为这是我们人生规划中的一部分。但是，如果是一个对未来没有任何规划的普通职员，突然被升职为组长的话，那么他很有可能会被突然增加的压力击垮。

这可能是因为一直被别人领导，而习惯了被领导的生活，以至于突然有一天自己开始领导别人，就不知道该如何是好了。出现这种情况的人，基本上是因为没有做好心理准备。

几十年的漫漫职场生涯，一切都是有可能的。即使是普通的员工也是有可能通过自己的不断努力而成为科长、部长，最终成为总经理的。所以，即使是普通员工，大家也需要提前做好人生规划，提前做好随时有压力突然来袭的心理准备。为了防止被突然的升职而搞乱阵脚，我们需要提前做好充分的心理准备。

虽然现在我们身居微职，但是，只要我们平时都是勤勤恳恳工作的，说不定哪一天就会突然被委以重任。这时，一定要用一种积极的姿态去迎接。这就需要我们最少提前半年或一年就做好心理准备。有准备，就能够轻松应对；没有准备，就有可能好事变坏事。

升职、调动工作时，我们该如何做准备

不想当将军的士兵就不是好士兵。同样，不希望自己当上总经理的职员也就不是一名好职员。大家在进入公司的那一刻起就应该怀有“通过自己的努力一定能进入管理层”的志向。我们需要做的就是，当我们还是一名普通职员的时候，在日常的工作环境中，要好好地观察公司里的组长、科长助理以及科长们是如何工作的。

当自己没有承担任何责任，总是在考虑下班后去哪儿玩的时候，要留心观察一下拥有职务的人，他们正在做什么。好好思考一下这个问题，对今后自己的职业生涯是很有帮助的。

如果这样做了，那么就意味着你已经有了充分的心理准备。即使有一天突然升职了，也不会手忙脚乱，陷入抑郁之中了。因为这时的你经过长时间的观察，对什么职务要做什么工作，已经了如指掌了。

当然，除了因为升职引发“升职抑郁症”之外，调动工作同

样能够引发“调动工作抑郁症”。例如，有人因为工作从札幌调到东京，或从九州调到大阪，或从东京调到美国纽约，不能适应工作环境的突然变化，导致患上了抑郁症。

当年我在外贸公司时，被突然调到纽约工作。虽然没有到患上抑郁症的程度，但也着实情绪低落了一段时间。因为当时，我既没有在海外工作的经历，也没有很好的英语基础，对于自己被派到海外去工作是根本没有心理准备的。虽然也听说过公司一半以上的人都需派到国外工作，但是我从来没有想过被派到国外的事情，因此也就没有做任何心理准备。所以，当突然被告知要去纽约工作的时候，可真是慌了神。

一般情况下，在派到国外之前，若是那些不会英语的职员，公司会先培训其几个月的英语；或是直接派遣那些入社之前就已取得英语证书，或有过海外旅行经历的人去国外工作。像我这样对英语一窍不通的人被派到国外工作的情况，是比较少的。

所以，由于没有自信，没有做好相应的准备，并且在一个语言和环境都不熟悉的国家进行工作，就很容易感到痛苦；身在异乡语言不通的环境里，很容易就陷入抑郁。而那些充满自信，有着充分准备的人，是不会得抑郁症的。

2 给抑郁症患者的处方

无法适应工作的时期，坚持下来

升职、调动工作等有可能会诱发抑郁症。但是这却意味着人生上了一个台阶，如果能从这方面考虑问题，也不失为一件好事。

俗话说熟能生巧，所以不管是谁，长期从事某一工作的话，最后都会变得十分熟练。但是，如果突然调动了工作，或突然升职了，出现不适应新工作的情况也在情理之中，并且由于对新工作的陌生和对由此产生压力的担心，都会使人抑郁。

一般职员突然升为管理层，一开始是不能适应的。这就如同突然潜到水底，憋得慌，感觉是十分痛苦的。但是这种磨难对我们而言，也是一种成长。在出现这种情况之时，就需要我们加倍努力，争取适应期过去之后，就能够浮出水面，能够自由地呼吸。

这个过程的确非常痛苦，就如同走在棉花上，纵然使出全身气力，但感觉还是使不出劲来。

在工作上，当突然遭遇被调动工作或被升职的话，大家都会觉得不知所措，其实这是一种正常现象。基本上有类似经验的人，都会在之后长达半年多的时间里，有一种自己像在沙滩上奔跑，虽然脚向后蹬足了劲，但是前进的步伐依然还是很小的感觉。

这段时间是非常痛苦的，但是除了咬紧牙关没有别的办法。要知道，这种情况并不单单发生在你身上，可以说，任何一个人都有可能遇到这种情况。因此，一定不要气馁，坚持住就是胜利。

这半年也许会是最难熬的半年，然而这同时也是最能考验人的半年。这段时间里你会经历来自自己内心的压力：是否能够容忍自己不能胜任工作，是否能够接受对自己的过低评价。但是如果我们咬紧了牙关，多花一些心思，工夫做足一些，坚持下来，阴霾总会渐渐过去，你也会重整旗鼓的。

这个转变是一个缓慢的过程，是不可能一蹴而就的。因此耐心和坚持也是必需的。当我们跨过这道坎的时候，心情马上就会舒畅起来了。关键就在于是否能够度过这段痛苦的时期。

把烦恼写在纸上，就知道该如何解决了

自己究竟为什么会头脑混乱，得上抑郁症呢？为什么工作没有干劲，感觉前途莫测，心情沮丧呢？很多人都有这样的疑问，虽然自己烦恼很多，但是并不知道烦恼的根源究竟在哪里。所以即使想要去摆脱烦恼也无从下手。

在这里，告诉大家一个比较灵验且实用的方法。这个方法我也亲自试验过。

首先，我们要找一天，先让自己好好地休息一下，放松自己紧张的大脑和身体，这是十分必要的。

然后，在彻底休息好的第二天，我们要早早地起床，准备一些简单而又营养的早餐。吃完之后，再准备好一支笔和一张纸，来到写字桌旁，要确保不会被受到打扰。

接下来要做的就是思考。我们要开始想，自己是什么时候开始出现头脑混乱的呢？那个时候是否发生过一些什么事情，而我们当时没有注意？

把这些我们所想到的都写在纸上；然后把所有令自己感到困扰的事情也写在纸上。这些都要有条理地逐条去写。

等到将所有的事情都写完后，先暂时放在一边，出门去透透气，稍稍活动几分钟，让大脑再一次处于清醒的状态。之后，再回到屋里，拿起那张纸仔细看一看。

你能够写出几条来呢？如果有 100 条的话，那你真是太厉害了：你居然在有这么多令你困扰的事情的同时，还能将它们统统写下来。不过，我想不管你怎么冥思苦想，应该也不会有 100 条吧，那样的话，你的人生也实在是太灰暗了吧。

我以前还是贸易公司新人的时候，就曾经在纸上写出过自己的烦恼。不管我怎么努力地想，也只想出 20 条来。

把烦恼写在纸上之后，接下来就需要好好地考虑一下，给这些烦恼排排序。按照烦恼的重要度，重新排列，用表格的形式表现出来。

然后通过认真地审视这个表格，并经过仔细分辨后，你就会注意到，有一些烦恼是不管自己怎么努力都不能解决的，还有一些烦恼是可以通过自己的努力就能够解决的。能够分辨清楚烦恼程度的轻重，这是非常重要的。

无论怎么努力都不能解决的烦恼，我们可以用符号把它们标示出来，并把它束之高阁。这时我们就需要考虑，什么样的烦恼我们自己能够解决。然后就把这些可以自己解决的烦恼，按照重要度排序，一个一个地解决掉。可以先从最简单的开始，然后逐步由易入难，各个击破。当然也可以从最难的开始，只要有恒心和耐心将最难的解决，那么剩下的自然就会势如破竹一般轻而易举地解决掉。

当时我的情况是，这 20 条烦恼中，靠自己的努力一年内能够解决的只有几个。剩下的十多条，虽然一直没有解决，但是，随着时间的推移，也就烟消云散了。可能这些烦恼都是我曾经杞人忧天，庸人自扰的结果吧。

这样一来，最终结果就是自己解决了几个，剩下的烦恼到了一年后也就称不上是烦恼了，不解决也是可以的。

与其改变别人的评价，不如改变自己

对于别人的评价，我们是无能为力的。我们没有阻止别人说话和评论的权利，纵然强硬地将别人的嘴巴封上，可也难免别人依旧在心里这么评价自己。古语里“防民之口甚于防川”就是这个道理。悠悠之口是最能让人感到郁闷气愤的，却同时又是最难堵塞的。

别人对我们的评价非常多，在工作方面，有来自上司的评价，同事的评价，下属的评价，还有客户的评价等；在生活方面，有来自父母的评价，妻子的评价，邻居的评价等。

万事如意，自古以来就是人们所怀揣的一个最美好的愿望，尽管实际上很少有人能够如此。在“万事如意”的愿望之中，能够得到别人的信赖和好评无疑占到了相当重要的位置，

人的内心都存在着一种潜在的虚荣心，都是希望自己能获得

肯定，获得好评。有时候我们通过自己的努力可以做到，但是有时候，不管我们怎么努力，也无法让别人对自己做出好评。

因为，人们都有自己的喜好，这喜好因为个人的不同而会有极大的差异。我们不能强迫别人去接受和我们一样的喜好，同样，别人的喜好也未必适合我们。举个例子，自己作为负责人去拜访客户的时候，可能都会遇到和客户合不来的情况，不管是自己还是对方的原因，反正就是合不来。

虽然我们会做一些努力，尽可能使客户改变对自己的评价。但是，有时不管你如何努力，都不会改变客户的想法。毕竟作为正常人的客户，也是有着自己的喜好标准的。这一点是我们所无法改变的。

当你明白原来自己是客户比较讨厌的类型的时候，也就只好放弃了。心中就会出现“今天点真背，碰到一个合不来的客户。不管怎样，以后一定会遇到投缘的客户的。说不定，不久我就会调动工作或换别的工作”、“这个客户对我评价这么差，一定会在我上司面前说我的坏话，这样以后我就不用负责这个工作，也就不用再和他打交道了”的想法。

在人际关系方面，我认为最痛苦的就是受夹板气和别人对自己的评价问题。因为人们往往都是认为只要自己在工作上勤奋努力，就一定会有一个好的结果，然而在现实中往往会碰到些不如意的事情，使得我们心情沮丧，自信心受到打击，更为让人郁闷的是，这些事情都不是靠自己的努力就能够解决掉的。

如果在通过自身的努力后，依旧无法改变别人的想法时，那么这时唯一能做的就是改变自己的想法。毕竟我们不能一味地钻牛角尖，出现问题后还要找到合适的方法去解决。

这时，我们就要在如何想问题，如何解决问题，保持一种什么心态上下功夫。

别人如何评价我们，这是他们的事情，我们改变不了。我们能够做的就是自己如何评价自己，如何对待别人以及别人的评价。

无论别人是小看你、侮辱你、嘲笑你还是轻蔑你，都不要放在心上。要知道，别人这样做，那是别人的自由。我们没有干涉别人自由的权利，也不应因为他们对我们的评价不好而产生困扰。当然，并不是我们在任何情况下都保持淡漠，当别人的语言或行为已经对我们构成人身伤害的时候，我们就要拿起法律的武器来捍卫我们的合法权益。

对你不怀好意的人，表现出了他们天性中恶的一面。虽然表面上看他的行为是给你增添痛苦，但是如果你能够将此不放在心上，那么结果就是你得到了锻炼，强大起来，成长起来了。别人没有达成目标，说不定现在正为此生气呢。

而换一个角度看，我们也可以将别人对自己的冷漠和不承认当作是对自己的一种考验，是让自己继续进步从而取得更好成绩的动力。我们无法改变他们对我们不好的看法，但是一旦将此转化成了促进我们努力的动力，我们也许会创造出令人意想不到的好成绩。相信到那时候，别人的看法一定会发生很大的转变的。

但不管怎样，能否转变别人对我们的看法，关键还是要靠我们自己。

别人对你评价过低，无非有两种原因：一种是他真的讨厌你；还有一种可能就是他是为了督促你。无论是哪种原因，我们所需要做的就是坦然接受，因为别人这么做，实际上就是给我们提供了一个可以自我反省的机会。这能够让我们重新去思考自己。有则改之，无则加勉。

别人的评价是一种结果，这种结果不会因为我们的意志而发生改变。我们能做的就是努力改变能够改变的东西。那就是改变我们的想法，改变对待别人的态度。最好的做法就是首先努力改变自己。从自身开始改变，或许会有意想不到的发现。

自我表扬，拯救消沉的心灵

郁闷抑郁的时候，就像沉到深海之中无法呼吸。我们不能一直憋在水下痛苦地呻吟，需要浮到水面上透透气，一定要想办法浮出水面，呼吸一下新鲜空气。

我在《希望之法》（中译本尚未出版）一书中也写过，如果得不到别人的赞扬，那么我们就自己表扬自己吧。

有些人不喜欢我们，只是表明他们的态度，还会有其他人喜欢我们，只是我们还没有遇到而已。他们不喜欢也并不意味着我们没有优点。如果想表扬的话，是一定能够找到自己的优点的。所以没人表扬我们，那么就自己表扬一下自己吧。

这时，就要好好想想自己有什么地方是值得表扬的，一定会找出几个优点的。比如每天坚持辛勤工作，因为坚持锻炼而拥有一副好的身材，家庭关系良好，子女在学校里成绩优异，得到老师夸奖等，这些都可以作为表扬我们自己的理由。

家庭主妇们也可以问一下丈夫，自己的优点是什么。因为你的丈夫乐意和你结婚，一定是看中了你的某些优点。

也许你的丈夫会坦率地说："现在你没有任何优点。"这时你可以对他说："十年前和你结婚的时候，我一定是有很多优点吧。当时的你喜欢我什么呢？请你再说一遍当时喜欢我的什么地方。"

也许，这时您的丈夫会不假思索地告诉你："当时我最喜欢你的地方，就是对我的着装比较包容这一点。单身男人大多不会照顾自己，生活没有条理，居住环境也就会比较脏乱，穿着打扮上也粗心不太讲究；而女性一般都是比较注重居住环境和个人卫生的。所以一般来说，女性都不能容忍对方个人卫生很差，尤其是要和自己谈婚论嫁的对象，可像我这种连续三天都不换领带的人，你却毫不介意，让我很惊讶。同时，自然也就对你青睐有加。我就是看上了你的这一点，知道你的包容力比较强，所以才和你结婚的啊。”

3 快乐人生的秘诀

今天的烦恼，都将成为指导新人的智慧

人活在世上，会不断地出丑。人们认识事物都有从熟悉到不熟悉的过程，在这个过程中，有些事会因为我们的经验不足，或者熟练度不够而出丑，或产生笑话也是在所难免的。幼年的时候是这样，长大后进入社会也是这样。不断接触新事物的过程中，所产生的一些问题正是磨炼我们，使我们加速成长的动力。

如果放不下它们，一件件耿耿于怀，那么无论自杀多少次也解决不了问题。要知道，从某种意义上来说，人生就是不断出丑，不断蒙羞的一个过程。不但我们自身会如此，其他人也都是这样。

但是，四十岁之后，你就会渐渐发现，周围开始出现和曾经的自己一样经常出丑的人。这些人一般都是处在二十多岁或三十

刚出头，不断地做傻事的年纪。于是我们就会明白，这样的出丑其实就是人生的一个阶段而已，经历过了，也就在某种程度上意味着自己已经走向成熟了。

当我们能够指导年轻人的时候，就意味着自己已经成熟了，从而萌生出一种自豪感。这也是人生的乐趣之一。

已经度过人生低谷的四十多岁或五十多岁的人，可以用自己的亲身经历来指导二三十岁的正在抑郁边缘挣扎的年轻人们，这是一件非常快乐的事情。人生中有许多快乐的事情，是只有在我们经历过磨炼后才能体会到的，这正是"不经历风雨怎么见彩虹"的正解，因此，为了能够体验到人生真正的快乐和幸福，我们不能够轻易抛弃人生。

在一个新的工作环境或站到一个新的位置上的时候，出现失败、出丑，恨不得找个洞钻进去这样的情况是很平常的。

相反，一次这样的经历也没有的人反而是不正常的。这样的人把自己过分理想化，认为自己是完美的，而不怎么体谅别人。然而他们很快就会明白，在人生的路上，他们所需要面对的困难和挫折是远远超乎其所想象的，他们也很容易被一丁点儿的困难和挫折击败，从而一蹶不振。

从某种意义上说，有"想找个地洞钻进去"这样想法的人，能够比较体谅别人的想法。他们性格一般都较为豁达，都是那种比较开朗的人，所以抑郁和困扰也会离他们远远的。

忘记不愉快，记住快乐

那么我们该如何改变想法呢？

对现在的出丑，要抱着“自己现在是积累经验，总有一天可以用来指导和我现在一样的年轻人的”这样的想法。我们要经得住时间的考验，咬紧牙关，要相信自己总有一天会成熟的。一定不能放弃。许多年轻人一开始也是坚持了一段时间，但是最终还是放弃了。这样的例子很多，也希望大家引以为戒。

出了丑，一定要尽量马上忘掉，要学会善于遗忘。遗忘掉今日的出丑，就可以减少之后我们在努力过程中的许多沉重的包袱。我们要相信，虽然今天出丑了，可是这意味着以后我们都永远不会出丑了。

生活就是不断地积累新的经验，忘记过去的过程。从这种意义上来说，遗忘是一件了不起的事情。如果将自己的思维纠结在过去而无法自拔，那么之后的人生必将被完全打乱，这样一来，对于自己和家人都是很大的损失。

发生不愉快的事情后，让我们马上忘记吧。前方的道路还很长，我们还需要敞开脚步往前行走。能够尽快忘记不愉快的人是十分优秀和明智的；一直耿耿于怀的人是愚蠢而目光短浅的。

但是对于偶尔出现的快乐，被别人表扬的情况，要尽可能记得时间长一些，这会增强自己的自信心，为以后的工作和生活提供良好的动力。这是优秀人士常有的行为。

生活本身是五味杂陈的，关键在于我们该如何体味。长久地记住别人的表扬，尽快忘记不愉快，这就是保持人生快乐、幸福长寿的秘诀。

朋友是我们快乐的源泉

人不能孤立存在于社会中，我们是需要保持和他人的联系而生存的。在所有的联系人中，必不可少的，而且又是最多的一类人，就是朋友。

既然是朋友，那么就表明他们和我们自身有着交叉点，大家理念相近或相同，才会走在一起成为朋友。朋友是伴随我们度过一生的，是我们最为宝贵的无形资产之一。小时候，朋友是我们最忠实的玩伴；在学校读书时，是我们最有力的死党；工作后，朋友是我们最佳的谈心对象。在我们开心的时候，有朋友来分享我们的快乐，使得我们的快乐由一份变成了两份、三份，甚至更多；在我们和家人吵闹、离家出走的时候，朋友会成为我们的避风港，接纳我们；在我们事业不顺，人生失意，陷入低谷的时候，朋友会过来安慰我们，给予我们黑暗中一丝光亮和温暖，使我们能够重整旗鼓。

研究证明，朋友较多的人比拥有朋友较少的人更为健康长寿，而且生活也会显得更加快乐和谐。所以说，朋友是我们无形的财产。这种财产不同于金钱，不会随着时间的变化而贬值，它是我们一生的财富。

朋友是需要经常联系的，只有经常联系才能使友谊长存而不褪色。拥有朋友，就拥有了可以使得自己更加快乐的源泉，使自己在事业上更加顺利的保障，这也是自己无愧于所度过人生的一个最重要的标准。

当然，大家一定要将良师益友型的朋友和那些酒肉朋友甚至是一些损友区分开来。与后者为友，在他们的影响下，自己也会沾染上一些不良的习性。这一点需要大家特别注意。

我希望大家可以获得幸福，因此，在此我向大家提出一个建议，那就是多交朋友，珍惜朋友，这样你会发现，其实想要拥有快乐是件很简单的事情。

●专栏　健康与幸福启示 2

人为什么需要睡眠?

据说拿破仑每天只睡三四个小时，现在很多人也认为睡觉是浪费时间。他们错误地认为缩短睡眠时间，可以增加工作时间，这样就能够完成更多的工作。有这样想法的人其实是陷入了生命的本质就是为了工作的误区。

当然也有人鼓励大家使用一种所谓的“多相睡眠法”来增加工作时间。

曾经盛传一种被认为可以减少睡眠而不影响工作的“多相睡眠法”。这是一种将人类习惯的单睡眠过程分散成多个睡眠周期进行，以达成减少睡眠时间的睡眠方式。即每工作四小时睡十五分钟。这样，一昼夜花在睡眠上的时间累计只有一个半小时，从而争取到更多的时间工作。

可人们发现，虽然短时间的睡眠比起长时间的睡眠来说，在提神醒脑方面更为有效。但是很遗憾，长期看来，这样反而会对我们的大脑产生更为严重的伤害。

我自己也听到过这样一个类似案例。有人为了能够完成更多的工作，从而使用了一种和多相睡眠法相近的“缩短睡眠法”。在刚开始的时候，他每天只睡三个小时也不觉得累，精力十分充沛。但是一个月之后，渐渐地感觉头重脚轻，工作上也连连出错，最后被公司炒了鱿鱼。

这是一个极端的例子，因为他没有理解睡眠的真正意义。

睡眠，其实是灵魂脱离肉体，回归实在世界的过程。这就是“归位”现象。大家一定不要忘记，本来人就是一种灵魂的存在，因此具有这样一种习性。这就是睡眠的意义所在。

睡眠对于人的身体是另外一种获得能量、补充能量的方式。

我们的身体，每天通过进食补充能量以维持我们日常的活动。睡眠时也是一样，灵魂也需要补充能量来维持我们的生命的正常进行。这能量就是来自于实在世界的精神能量。精神能量的一部分，也需要通过食物获取。肉类、植物、谷类、牛奶等食物里面，原本就存在着生命能源，所以通过进食可以吸收一部分。但是仅仅通过食物补充是远远不够的。

如果仅仅是身体的话，仅仅通过进食就可以生存下去。但是人不仅仅是一种物质的存在，还是一种精神存在，所以必须通过睡眠来吸收实在世界的能量，这样我们的灵魂才能够继续生存下去。灵魂和肉体合二为一，才能构成一个完整的人。

人类每天平均需要八小时的睡眠，才能够保持我们一天的工作和学习。就算是机器，我们一般也会让它们在运作了一天后休息八小时。只有在休息之后才能让它为我们更加勤奋地工作。人如果不休息八小时的话，就会挺不住。这就是因为我们需要通过足够的睡眠时间来获取实在世界的能量，进而维持生命的正常运作。人的肉体只能存在短暂的几十年，最多也不过一百多年，之后就会化为尘土。佛教中说，我们的灵魂在漫长的轮回过程中，停留在肉体的时间只不过是一瞬而已。为了不忘记这一点，在睡眠时间回归精神世界是十分重要的。

第三章　恢复健康

——拥有“再生能力”

超越医学常识的奇迹力量

探讨“信念的力量”和疾病的关系

家庭问题和疾病也是有关系的

立竿见影改变体质的瘦身法

恢复健康的四个关键词

第三章　恢复健康

——拥有“再生能力”

1 超越医学常识的奇迹力量

现代社会还有奇迹吗

在本章将和大家讨论如何“恢复健康”的话题。

到目前为止，我很少谈论疾病和健康的问题，但实际上，这是一个需求很大的话题，所以我计划在今后多涉及一些这方面的话题。

刚开始现在的事业的时候，我并不怎么关心如何治疗疾病。然而为了配合一些需要，也就慢慢开始和人们一样祈祷。意想不到的结果出现了，越来越多的人病愈了。我和患者都深受到鼓舞，并且心中要坚信只要有一颗坚定的信仰之心，那么，被病愈的人会越来越多。

由于大家接受的都是唯物主义教育，所以普遍都认为疾病是不能够通过非医学手段治疗的。时间一长，人们也就接受了这一说法，从而将信仰也能够帮助治疗疾病慢慢淡忘了。殊不知，也有不少人由于信仰产生的力量，最后战胜了疾病，得到康复。

我认为，由于我们一直被教育不要相信奇迹，所以很少有人相信奇迹能够治病。然而事实上，正因为我们有这样的想法，所以才很少有奇迹发生。

奇迹之所以被称为奇迹，就是因为在日常的生活中不容易出现。虽然次数极少，时间短暂，但还是真实存在的。只是因为如今这个社会，大多数人都信仰唯物主义，不再相信奇迹，所以奇迹出现的概率也就小了。如果大家都拥有信仰，心中怀有奇迹一定能够出现的信念，奇迹也是会慢慢出现并且次数逐渐增多的。

当我们深信常识的时候，是很难发生奇迹的。当我们认为存在超越现世的神奇力量时，奇迹就会慢慢地出现。

信念的力量增强的话，奇迹也会渐渐地增多的。

不可思议的再生术

现在可能很多人不相信，但是在古埃及，的确存在着不可思议的“再生术”。

所谓再生术，举个例子，当你在战争中失去手脚时，可以让手脚再次长出的一种神秘的医术。

大家是不是觉得有点不可思议呢？在现代社会已经很少有人相信这样的奇迹了。但是，有记载证明，在几千年前的埃及的确存在着这种再生术。

据记载，再生术实际上利用的是水晶的力量。进行再生术治疗的是巫师，使用的是水晶金字塔，还需要与希腊的赫米斯神的魔杖相似的，顶部有水晶的手杖一并来进行治。

再生术发源于太古文明的亚特兰蒂斯地区。亚特兰蒂斯是太古时期文明高度发达的地区，但是后来因为某种原因而沉没在大海里了。目前世界上有一个据说能追忆自己前世在亚特兰蒂斯生活的人，名字叫作英格丽特·本内特。据她所说，亚特兰蒂斯人具有相当高的科学发展程度。比如说运用水晶作为能源，当时一颗巨型的水晶便足以供应整个城市的能源需求，而且水晶也可用来配合着药草与香薰精油来帮助人们治疗疾病，甚至可以让失去的手和脚重新长出来。当时，她是掌管这个水晶能源的祭司，她说要确保能源发电正常运作，依靠的不是高超的技术，而完全是凭借着她那颗坚毅的心。这个说法也印证了再生术的存在。据说埃及的再生术就是从这里传过去的。

但是，随着亚特兰蒂斯的沉没，能使用水晶力量的人也消失了，传到古埃及的再生术也因为种种原因渐渐地不再盛行。随着以物质为基础的现代科学慢慢建立，相信这种奇迹的人也就越来越少了。

身体本身拥有治愈疾病的再生力量

现在，还拥有再生能力的动物就只有蜥蜴、海星等几种了。据说螃蟹的脚也能够再生，照这样推断，我们人类原本拥有再生能力也不是不可能的事情。既然其他的动物能够再生脚和尾巴，那么同为动物，而且是自诩为高等动物的人类，也不可能完全没有这样的能力。有一种说法是这样的，不是人类没有了再生的能力，而是这种能力可能现在正处于休眠状态。这就好比是一个曾经拿过冠军的射击运动员，退役后长时间没有再去接触射击，他的射击能力可能就退化了，以至于重新开始射击运动的时候，竟像个从未接触过射击的新手一般，但是只要经过一段时间的训练，他就会很快恢复到原来的水平。

我认为，人类的这种再生能力也是一样。我们太长时间没有关注它，而使得它慢慢退化，就像我们从来不曾拥有过这种能力一样。稍稍不同的是，人们已经完全忘记了自己所拥有的这种能力，不相信自己和其他动物一样也拥有这种能力，所以渐渐地就失去了这种能力。

但是，即使是现在，人体内有一个部位还是可以再生的，这就是人的皮肤。既然皮肤受伤后可以长出新的皮肤来，那么身体的其他器官也应该拥有自我修复功能。虽然修复得非常缓慢，但是身体的很多部位的确是能够自我修复的，这就证明我们人类以前确实是拥有再生能力的，尽管这种再生能力现在已经退化得相当严重了。

人类的基因里藏有人体所有信息的设计图。正因为如此，由精子和卵细胞结合形成的小细胞，才能渐渐地变大，最后成为一个人。

如果人体内原本就有这样一个设计图的话，那么不管是内脏、骨头、脑、头盖骨还是手脚等部分，一旦因人体受伤、生病而出现问题时，应该可以充分发挥基因的作用，使受伤部分自动修复。

我认为，疾病久治不愈的原因之一就是如前所述，人们接受唯物主义教育，对自己的信念没有坚定的信心了，只坚信“物对物”的模式，只相信唯物主义的治疗方法。而前面所说，治疗疾病的过程不仅仅是医生的事情，还需要患者进行必要的配合。这种配合则是十分必要的，如果患者内心里没有相信会让失去的肌体重新长出来的信念，那就等于是在内心里否决了自己，失去的肌体也就不可能会重新生长出来。

我相信，一个让你坚持自己的信念，并不断地给它坚定的能量，信仰力量会越来越强大，那么奇迹出现的机会也会增大。很多时候，正是我们的信仰不够坚定，才会使奇迹吝啬地不愿显现。所以，要想发生奇迹，首先使自己拥有坚定的信仰吧。

2 探讨“信念的力量”和疾病的关系

治愈疾病的关键就在于“信念”

坚强的信念是可以治病的，这已经不是什么稀奇的事情了。

人们往往没有治疗疾病的力量，却有制造疾病的力量。比如我们都没有能力治愈癌症，但是几乎所有人都有制造癌症的能力，这本身就是一个奇怪的逻辑。所以，我要告诉大家的是，既然我们拥有制造疾病的能力，也就意味着我们也拥有可以通过自身努力去消灭它的能力。只是由于我们逐渐地不再或很少地去相信奇迹或信念的力量，使得我们的这种能力也慢慢被隐藏了起来。

我们在失去了这种能力的同时又不注意养生，情绪波动较大，不规律的生活方式，不顾身体状况乱来，再加上因为经济不景气而导致的压力等，就很容易使我们患上类似于癌症之类的很难被治愈的疾病。

体内产生癌细胞是一件很痛苦的事情，癌细胞一旦产生，就很难治愈。现代社会，因为生活节奏加快，压力变大，人们的生活不规律，也使得癌症的发病率大大增高。由于癌症的高死亡率，使得人们形成了一种阴影，以至于谈癌色变。据统计，癌症已经成为人类的头号杀手，每年因为癌症而死的人大约有几十万。这的确很令人惊畏。

从某些角度看来，这其实是人们忽视了意念以及心灵的力量对自己身体所产生的影响，没有利用好意念作用的结果。

破坏性的意念有很多，我不说你也能明白。但是好的意念，以及这些好意念的使用方法为何，很多人并不知道，更不要说用它来治病了。

既然现在人们具有自己制造疾病的能力，那么将来也一定能够拥有自我治愈疾病的能力。

能够秉承“坚强的信念是可以治病的”这种想法，本身就是治愈疾病的第一步。

因为制造疾病的就是你自己本身。如果让大家一年内生病，我想大家应该都能做到。因为，只要想生病的话，人就可以想方设法地创造条件来做到。

如废寝忘食地工作、虽然一亿日元的债已经很难承受，但还是借了十亿日元的外债、每晚夫妻吵架等，如果这样做的话，那么很多人马上就会生病的。孩子学坏的时候，也是很容易生病的；还有，年轻人失恋也会让他们生病。

是的，人是很容易生病的。如果精神方面受到刺激，引起身体不适，那么这个人马上就会生病。

生病是人生的避难所吗

能够制造疾病却不能治愈疾病，这是十分奇怪的。但实际上，不能够治愈疾病是因为潜意识里有“不希望疾病被治愈”的想法。生病后，人们就可以为自己的不满和失望找到理由。也就是说，生病后很容易得到他人和自己的谅解。这也就是疾病很难得到治愈的一个重要原因。

自己能力的不足，会因为生病得到谅解；收入没有增加，会因为生病得到谅解；没有教育好孩子，也会因为生病得到谅解。所以说生病，对自己、对孩子、对其他家人来说，都算得上是一件好事，至少在当事人的内心看来是件好事。

同样，若是被别人甩了，心情十分苦闷，这时因失恋而生病的话，说不定就能够从失恋的痛苦中解脱出来。因此，疾病有时并不单单是偶然到访，有时可能是自己在寻求“人生的避难所”而自己给疾病创造了机会。

这种希望自己生病的意念有时是自己本身也难以发觉的，因为它是作为我们的潜意识而存在的，而潜意识在更多时候是我们所无法察觉的。所以，当身体不舒服的时候，当生病的时候，可以首先冷静地自问一下“自己是不是需要寻找一个避难所，是不是有必要躲进疾病中”这是十分重要的。

但是，虽然我们可以这么认为，但是如果对生病的人说，“你是不是借生病逃避责任呀？”他们大概都会生气吧。他们一定会生气地说，“你对生病的人说这样无礼的话，是要下地狱的。”

生了病的人往往自己意识不到，其实是自己主动寻求生病的。但是在疾病形成的过程中，第三者站在客观的角度上，是很容易看清的，实际上你是通过生病在寻找一个避难所。为了给自己不健康的生活方式、没有做好的事情、遇到的挫折寻找一个理由，生病是很有必要的。

那些勤奋的人、不休息的人，生病也都是自己制造的。无论如何都不肯休息的人，不允许自己休息的人，只有通过生病的方式才能够休息。因此，为了达成心中所想，身体就制造疾病，让身体稍微休息一下。

当潜意识里身体想休息的时候，不管自己是否有意识到这一点，身体都会出现病症。因此，我们要客观地看待自己的疾病，好好地考虑一下为什么自己会生病，这是十分必要的。

防止癌症的自查项目

——攻击性的性格与自我惩罚

我在《康复之法》（中译本尚未出版）一书中写过：“癌症是由对他人的攻击性性格以及自我惩罚的观念引起的。”这种人往往由于经常仇恨厌恶他人，而使得自己的人际关系处理得很糟糕，对自己所处的环境也很不满意。他们潜意识里希望自己能够摆脱这种状态，但又不清楚该如何去做，所以就以得癌症的方式来换取身体的休息。

我们知道并不是只有坏人才会得癌症，好人也会患上。

因为好人有时候也会做一些勉强自己的事情，给自己增加一些多余的负担；既不能休息，也不能偷懒，就这样一直勉强自己。不知不觉中积聚了很多自我破坏的想法，所以最终自己把自己压垮了。

很多情况下，原本还能够工作几十年的人，但因为做了很多勉强自己的事情，导致自己过早地病倒了，这样对自己、对家人、对公司都是一个不小的损失。

因此，我们不能够仅仅用“好人坏人”来衡量是否会得癌症。是否得癌症取决于个人的生活方式和内心的想法，换句话说，当自己的内心和身体的行为发生冲突的时候，就会出现生病的情况。

攻击性很强的人，也就是说，经常憎恨他人、爱生气的人，他们的这种行为有时候可能会让别人生病，但是更多的时候是会导致自己生病。

如果是自己生病的话，那么就是仇恨对自身产生了不好的影响。一股怒气原本想发给对方，想让对方生气，但是对方完全不理会自己，那么这股怒气就会又返回给自己，最后把自己弄病了。

如果认为自己是不应该得癌症的，那么就请停止消极的想法，也不要憎恨他人、仇视他人，更不要攻击他人。如果不立即停止，那么迟早会弄垮自己的身体。

因此，为了保护自己的身体，我们就不要老是责怪别人。哪怕是出于对自己身体的考虑，也请舒缓自己的情绪，将大事化小，小事化了。况且出了问题，是否错的一定是对方而不是自己呢？如果是对方过错的话，那么我们就宽宏大量一些，将事情解决；如果错在自己，那就要自己多加反省，避免再次犯这样的过错，更不要再毫无根据地将过错推诿给别人。

另外，癌症等疾病还与自我惩罚的观念有着密切的联系。如果认为自己有罪，是不可饶恕的，不能够原谅自己以前犯过的各种失败和错误，不能够原谅自己对他人犯下的罪，继而产生出要惩罚自己的念头的话，那么将这样的想法闷在心头，积聚几年之后就会形成一个病灶，一旦爆发将会引起可怕的疾病。

错误的意念，会破坏身体柔弱的部分

自己制造疾病的时候，不管是什么病，都会先攻陷身体上最弱的部分。并不是什么想法带来什么病，而是身体最弱的部分会先得病。这就像俗话说的“柿子要找软的捏”，疾病也是如此，我们身体上最虚弱的部分正是它们进行攻击的最佳场所。

因此，不管是癌症、心脏病、脑部疾病还是血管疾病，都有可能发生。也就是说哪个器官弱，哪个器官就会率先发病。即使是把这个器官上的毛病治好了，但是得病的根源，也就是自己的想法和行为方式没有改变的话，那么疾病又会转移到另一个相对较弱的器官上去。

这就与河水泛滥，总会从堤坝不结实的地方决口是同一个道理。当河水增长超过警戒线的时候，就会从堤防较弱或地势较低的部分决口，进行泄洪。同样的道理，当体内出现产生疾病的意念的时候，疾病就会寻找身体最弱的部位，让其率先“决堤”。

就这样，身体最弱的部位就容易最先出现疾病。治好了这个部位，还会出现其他相对较弱的部位。寻找病根和治理洪水是一个道理，需要从根本上解决问题。

3 家庭问题和疾病也是有关系的

为什么有人戒不掉烟和酒

虽然并不是所有的疾病都由心生，但是可以说百分之七十的疾病是由心生的。

当然，有的疾病是由于环境的原因、物质的原因引起的。例如，吸烟过多的话，很可能引起肺癌。可能吸烟的人会有很多的理由解释他们为什么要吸烟，但是大部分人一定会认同“每天吸40根烟的人，得肺癌是必然的事情”这个事实。

在这种情况下，香烟就成为直接导致肺癌的物质原因。戒不掉烟，并不是因为香烟本身所拥有不可戒的大诱惑，大多都是心理上的原因。在压力过大引发焦虑的时候，在有罪恶感的时候，在坐立不安的时候，他们就会用香烟来麻痹自己，因此很难从根源上做到真正的戒烟。

戒不掉酒的道理也是一样的。

适度饮酒对身体是有好处的。但如果到了周围的人都劝你戒酒的时候，就说明你的饮酒方式有问题了。这时，酒对人的身体是有害的。同香烟一样，酒也不是一种诱惑大到抵挡不了的东西。在家人朋友屡次劝说下，还是戒不掉，那么就可以肯定，这其中必有某些心理方面的原因。

例如，丈夫下班后很晚也不想回家，在酒吧里喝酒，这可能是家里有一个悍妻。丈夫不想见到妻子，于是就在外面喝酒，慢慢地，酒就戒不掉了。因为那种在潜意识里不想回家的念头已经产生了，而不想回家的话，酒吧无疑是个很好的可以自由发泄的地方。

妻子们听了这些真心话，一定很吃惊吧？很多妻子可能一直都认为丈夫不回家是因为他们爱喝酒，但是没想到丈夫之所以在外喝酒是因为不想看到家里的妻子。

作为丈夫，一些男人总能找出很多不回家的理由，如“回家后老婆总是惹我生气，所以不想回去”、“回家后老婆总是唠叨嫌我没钱，所以不想回家”、“回家后，关于孩子的教育问题总是和老婆吵架，所以不想回去”，“反正就是不想回去。”这样一来，苦心经营的家庭就被空置，夫妻间的矛盾也就与日俱增，自身精力憔悴，结果最后疾病缠身。

也有人周末的时候不想在家听妻子的唠叨，就出去打高尔夫之类的，最后累得腰酸背疼。

出现这种状况的夫妇，虽然表面上还是夫妇，但是其实貌合神离，互相不理解。

虽然饮酒、吸烟或者别的物质原因会引发疾病，但是在这个过程中，心理作用也是一个催化剂。所以说，大约七成的疾病都是由心生的。

因此，可以这样说，治好了心理上的病，就差不多是医好百分之七十左右的疾病了。

患乳腺癌和子宫方面疾病的人
——请审视一下自己的潜意识

患乳腺癌、子宫癌、子宫肌瘤等女性疾病，一般都与夫妻关系有关。

“丈夫花心，不回家”、“丈夫有外遇”，当遇到这种情况，如果妻子有能力让丈夫改邪归正的话，那么家庭也就能继续保持和谐稳定，不会每日发生冲突，不会引发糟糕的心情，由长期积累怨气而诱发的癌症也不会侵扰你的健康。如果妻子没有能力使得丈夫回心转意，那么自己就会整天郁郁寡欢，严重的就会引发家庭不合，甚至夫妻冲突，最终致使家庭破裂。而且，如果女性的怨气不断积聚的话，最后就有可能引发乳腺癌、子宫方面等妇科疾病，给自己和家人带来痛苦。

有的人攻击对方没有成功，这时就很容易陷入自我责备中。当责备自己作为女性的价值时，那么也就意味着距离患上女性疾病的道路已经不远了。所以，作为家庭中重要成员的成年女性一定要注意，尽量避免过多地生气，才能避免自己患上疾病。否则，对家庭的和谐是很不利的。

女性一般在家庭中都是比较忙碌的，要负责家中的所有大小事务。以至于当身体出现异常，产生了癌细胞后，却因为家务和别的事情忙碌而没有时间去核查。等到发现的时候，可能已经是几个月之后，癌细胞也可能已经变成了肿瘤。因此，为了自身的健康着想，所有女性都应该时刻保持高度的警惕。

其实妻子在责备自己的同时，心里也在想着如何让丈夫改过自新，如何让他反省。毕竟对于大多数妻子来说，家庭是她人生的重点，也是她生活的核心。每一名合格的妻子都希望自己的家庭幸福美满。患上乳腺癌、子宫癌等疾病的原因之一就是，在潜意识里有一种以患病为要挟，从而想惩罚丈夫，让丈夫有负罪感的意识。

患上病之后，有的妻子就可以理直气壮地对丈夫大吼："都是因为你，我才得上这种病。这下你满意了吧。快点儿带我去看病！如果我死了，你的良心会不安宁的。”

即使表面上并没有意识到自己有这样的想法，但是潜意识里一定是这么想的。再由潜意识不断地将这种想法传达给自己的身体，这就是患上这种病的原因。

丢掉责备心，重塑人生

如果因为夫妻关系导致自己生病的话，那么有些人可能会希望病情发展得更重一些，这样就能让丈夫因为自责而好好反省一下。在心里，却又希望身体能够尽快恢复，毕竟生病对于自己和家庭来说都是不利的。

责备对方，就会使自己的人生观扭曲。如果反过来多反省一下自己的不足，多表扬一些对方的优点，那么丈夫的态度也一定会有所转变的。毕竟，一个巴掌拍不响，家庭之间若是出现了不和谐的因素，夫妻双方都是有责任的。作为妻子，若认为自己一定是对的，丈夫一定是错的，那么这个想法本身就是错误的。

丈夫就是因为不想听妻子唠叨，所以选择了逃避。如果做妻子的能停止责备，那么丈夫也一定会开始自我反省，并按时回家。

妻子们一般认为丈夫不回家，除了因为丈夫们爱喝酒之外，还认为这是他们花心所致。殊不知，拥有这种想法本身，才是最可怕的事情。正因为妻子有了这样的想法，让丈夫产生想逃离的冲动，结果就是把丈夫真正推向了酒吧和夜店。

丈夫不回家，就是为了躲避妻子的猜疑和责难，如果妻子变得温柔贤良了，那么丈夫自然也就回来了。

妻子们可能很难接受这个事实，但是如果能够和丈夫和解，好好地反省一下自己的行为，对改善现状将十分有效。可以试着回想一下刚结婚时的情景，为何那时双方之间的关系会亲密无间，而如今却处于一种互不信任的紧张状态呢？多回忆下过去对方的好，这样对方在自己心目中的形象一定会发生巨大的改变，这样你就不会生闷气了。

人生是漫长而不断发展的，不要总拿老眼光看待自己的丈夫，更不要老是埋怨他。不要老是翻腾出十几二十年前的事，也不要因为一件小事就抱怨不休，不要唯恐世界不乱。如果不是什么原则性的问题，那么请不要过于较真，尽量把关系修复好。

很多女性，因为家庭的原因患上了疾病。特别是因为和丈夫的关系。尤其是子宫方面的疾病，除和丈夫有关之外，还和操心孩子有着很大的关系。

子宫是女性孕育生命的地方。所以如果生出来的孩子有缺陷，很多人认为一定是作为女性象征的子宫出现了问题，于是很多女性就开始自责。这样就很容易患上子宫方面的疾病。

请记住人是有能力制造疾病的，而且正如上文所说百分之七十的疾病都是由心生的。产生疾病的根源在表面上看不出来，却可以通过自己内心深处最真实的想法所体现出来。人的疾病也多是和自己内心的想法有关。所以，当你有“自己是不是在制造疾病”的怀疑时，就需要改变一下自己的想法。想法改变了，人生也会随之发生改变，身体才会越来越健康。

子女的问题也要重视起来

现在生孩子的人越来越少了，不少年轻人在结婚之前都已经想好不准备生孩子。这一方面是因为年轻人喜欢自由，不希望被孩子所束缚；另一方面也是因为生养孩子所要承担的责任和压力过大的缘故。不过许多家庭在刚开始的时候虽说不要孩子，可是随着时间的推移，最终还是选择了生养孩子。

如果选择不生养孩子，那么这方面的压力就会减少很多。不过，毕竟生儿育女是人类进行传承的唯一方式，所以许多人还是愿意生养孩子的。家庭问题也包括孩子的问题，而孩子问题在如今的家庭和社会中，所占据的位置越来越重要了。

因为做父亲的要去上班养家糊口，所以，孩子小的时候都是由母亲抚养的。孩子长大后是要去上学，接送孩子也自然成为母亲的一项职责。久而久之，孩子往往会和母亲比较亲近，而父亲则由于整日在公司上班，很少与孩子接触，自然就显得比较生疏。因此，很多母亲也就充当起了孩子在家里时的教育任务。但是，请注意，就如同在家庭生活中，夫妻双方是各有各的分工一样，对孩子的教育也是要夫妻双方一起来完成的。母亲因为长期在家做家务，所以养成了坚忍细腻的性格；父亲是家庭的支柱，拥有男人们所具有的豪爽和决断。这两者对于孩子的成长都是必不可少的，不能有所偏颇。母亲和父亲的影响叠加在一起，才是一个完整的家庭教育。

如果大家想一想那些单亲家庭里孩子们的状况，就会明白夫妻双方对孩子的影响是多么巨大，多么不可分割。所以，当家中有小孩时，请一定要记住，孩子的成长与教育，应该是夫妻双方共同努力去完成的。

4 立竿见影改变体质的瘦身法

预防心脏病

——注意“营养过剩”和“运动不足”

心脏病与压力和生气有着很大的关系。特别是男性，中年以后，由于职场上压力过大，生活不规律，导致精神紧张，给心脏带来了过多的负担。心脏是人体一个极为重要又相当脆弱的部位，一旦遭受疾病的侵袭，很容易诱发心脏病。

当然，物理原因也能够诱发心脏病。如暴饮暴食体重增加，再加上运动不足，就很可能诱发心脏病。客观地说，那些统计学上认为很容易诱发心脏病的事情，如果人们做了，那么患上心脏病的概率就有十之八九。

以前，人们长期因为食物的问题而奔波，即使勉强得到温饱，营养也绝不能得到保障。那时候很多人因为营养不足而面黄肌瘦，从而导致身体的抵抗力下降，结核病也开始盛行起来。但是在今天，由于科技的发展和社会的进步，人们早已解决了温饱问题。物质的极大丰富导致人们很容易肥胖，从而患心脏病的人急剧增多。营养过剩和运动不足的生活方式，很容易导致心脏病。所以，我们能够明确找到原因的话，就一定要加以改善。

当有压力的时候，有的人会通过暴饮暴食的方法来恢复元气，或者干脆通过喝酒吸烟等方法将自己麻痹，以逃避压力。但实际上，这样做不但不能解除压力，反而会进一步损害自己的身体。到了中年之后，如果还不努力改变自己这不好的习惯，人就会因为身体承受不住负担而导致过早死亡。这样的结果，往往会给家庭、给公司甚至是社会带来无法弥补的痛苦和损失。

很多人年轻的时候，非常有活力，参加了学生的体育部，对自己的身体非常有信心。但即使是这样的人，过了三十五岁之后，也要注意身体，定期去医院做体检，这样才能防患于未然。毕竟，随着年龄的增长，人们身体各部分的机能会逐渐衰退，

当血液检查中出现特定疾病的征兆时，一定要对此部分加以注意，改善自己的生活方式，将疾病消除在萌芽状态。

当吃得过多，引起肥胖，最后患上糖尿病时，不要怪任何人。因为是自己的生活方式导致了这个结果。如果热量摄入过多，就需要控制自己的食物摄入量，做一些调整，并多做运动。

大家一定要好好保护自己的身体，努力改善自己的体质，这样才不会让疾病有机可乘。

减掉了 12kg 的方法

几年前，我的身体也曾出现过问题。

那时，我的体重基本维持在 73kg。这个体重，基本上能够轻松地承担起到处讲学的压力。但是，在生病之后我才意识到，这个体重还是有些超标了。

73kg 的体重，让我感到自己力气很大，但是也很容易引起血压和胆固醇值升高，从而引起身体不适。所以有必要改善体质，努力减肥了。

3 个月之后，我就减掉了 12kg。关于减肥，我原本也有很多的心得想和大家分享，但因为已经出版了关于减肥的书，所以我关于这次心得也就没再多谈了。

我的体重从 73kg 减到了 61kg，至今仍然维持着这个体重。61kg，大约是我高中一年级时候的体重。

作为家庭和公司的中流砥柱，大家一定要有所觉悟，为了对家人负责，对公司负责，一定要好好地改善自己的体质。

回想当时的情况，每天不仅摄入的热量过多，水分的摄入量也不少。在讲学和开会的时候，由于经常讲话，所以我喝的水也比较多。秘书经常为我准备充足的饮料，所以渐渐地体内的水分积聚得越来越多。

这可以称作是“社长病”。在日本，公司的社长，基本上每天都会喝很多茶水，所以体内积聚很多的水分，经过转化后变成脂肪引起肥胖，最终导致疾病。体内的水分必须及时地排出体外，但是很多情况下却无法顺畅地排出。

这样，当摄取热量过多，体内水分积聚而产生过多的脂肪引起肥胖的时候，身体的各个器官就很容易生病。为了减少摄取热量、减少体内脂肪和排除体内毒素，就需要排出体内积聚的多余水分。

对此，我在这里说一说自己的一些具体做法。首先，早饭喝胡萝卜苹果汁。胡萝卜能提供丰富的维生素A，而苹果中的维生素C是心血管的保护神，胶质和矿物质可以降低胆固醇，特有的香气可以缓解压力造成的不良情绪，还有提神醒脑之功效。这种果汁富含胡萝卜素、柠檬酸、苹果酸、钙、铁、果胶，很适合需要减肥的上班族饮用，尤其是身体容易疲劳的人，更应经常饮用。虽然只有胡萝卜苹果汁，会有点儿不扛饿，但是营养还是可以满足的；而且胡萝卜苹果汁能够增强我们的体力和抵抗力，所以大家一定要坚持住。

在此要提醒大家一点就是，吃完饭后，在运动之前要稍作休息，十多分钟即可。然后就要进行慢走，尽量增加慢走量，通过运动来慢慢消耗身体内之前所积攒的脂肪。

午饭吃一些荞麦面、意大利面等容易消化的食物，在营养能满足身体需要的同时，也可以减少脂肪的摄入。因而，在这里，我们建议大家要多吃面条。

晚饭可以按照您平时的菜谱准备，不过要尽量减少肉类，尤其是以肥肉居多的肉，以减少脂肪和热量的摄取，可以多吃些鱼和虾一类的海产。

为了减少体内的水分，要喝生姜红茶。从中医的角度来说，红茶和生姜有暖身作用。饮用生姜红茶有益增强身体代谢机能，提高脂肪的燃烧率。促使以前因为饮食过量而囤积的废物排泄体外；此外，据说生姜红茶有利尿的效果，可以帮助排除体内多余的水分，从而可以达到减肥的效果。

采取这样的生活方式，并坚持 3 个月后，我成功减掉了 12kg 的体重。

快速恢复体力，这就是减肥的效果

减肥之后的一个不良反应就是体力也随着下降，工作起来没有精力。工作忙的时候，如果过度减肥的话，很有可能会累倒，所以大家一定要根据自己的工作情况加以注意。

我很久以前就曾经减过肥。体重从72~73kg降到67~68kg。当体重降到70kg以下时，有好几次在讲学的的过程中我都感到非常疲劳，甚至不能正常进行了。不得已，我只好停止了减肥。

随着年龄的增长，身体在慢慢发胖，机能却在随之下降。此时就有必要再进行减肥了。

但是，当体重降到一定程度之后，体重减轻的速度就没有那么快了。此时大部分多余的脂肪在经过锻炼后已经被消耗，脂肪消耗的同时，原本具有的体力也会相应有所损失。这时只要继续坚持前面的方法，我每个月基本上还会减少2kg左右的体重。

当减了12kg的时候，医生劝我不要继续再减了。他对我说：“你的体重已经达到标准值了，很适合现在的生活方式，没有必要再继续减了。过于追求理想的体重反而会对身体造成伤害。”于是我也就停止了减肥。

我减肥的效果是非常明显的，所带来的益处也是显而易见的。以前胖的时候，骑自行车的时候必须要弯着身子，很不舒服；瘦身成功之后，再骑车就变得非常轻松了。

并且，我的体力恢复也更加迅速。以前胖的时候，在讲学之后，会感到非常累，恢复体力大约需要4天时间；现在瘦身成功之后，基本上1天就能恢复了，效果十分明显。

中年以后能够快乐生活的健康秘诀

减肥之后的我外出活动或者旅行也变得更加轻松，因此我比以前更加热衷于外出，热衷于人际交往，这都要归功于成功减肥。大家若有体重超标的烦恼，一定要坚持减肥，这无论是对你的身体还是事业都会是一个巨大的帮助。

现在，我和妻子一起外出的机会也增多了，这也与减肥成功有很大的关系。有了事业的男人一般都不会像女人那样，一去逛商场就是几个小时，因为那样太累，尤其是一些体重超标的人。以前的我只要和妻子一起去商场，就很容易会觉得疲劳。这样一来，不仅影响妻子逛商场的心情，就连自己也会觉得不太好意思，因此也很少陪妻子去。现在身体变轻了，再陪妻子一起去购物就已经不那么辛苦了，逛几个小时也不觉得累，切身地体会到了“身轻如燕”的感觉。

如果让我背着 12kg 重的行李，是不可能长时间站立的，更不要说轻松地在车站和商场里连续逛几个小时了。而减肥之前的我，就如同背着 12kg 的行李那么辛苦。

体重下降时，精力和体力也会随之而有所降低。一些中年以后开始发福的人，在瘦身时就不要太勉强自己，一定要符合自身的实际情况，酌情每月减少 2kg 即可。

这就需要适度节食。如前所述，可以坚持早饭胡萝卜苹果汁，午饭荞麦面、乌冬面，晚饭时根据正常菜谱进行饮食。这样坚持下来，体重很快就能降下来。需要注意的是，晚上不要加夜宵。

一日三餐控制在这个范围之内，还应当适当做一些运动。如果忙于工作没有时间锻炼的话，要尽可能地利用一切时间，可以步行走一站路来运动。

通过节食体重降低了，运动量增加了，体质就会得到明显的改善。

这种方法在最初可能有些痛苦，但是维持到一定水平之后，就会享受到返老还童的喜悦了。进入中年以后，人的身体开始慢慢衰退，某些部位的体质一定需要进行改善。

要大家都像我这样减掉12kg可能有点难度，但是如果减掉二三千克或四五千克的话，这应该不是什么难事。努力一下试试看吧，毕竟珍惜身体是我们每个人都应该做的。

食物摄入量过大，就容易堆积成脂肪。很多心脑血管之类的疾病都是由于体内积存太多的脂肪而引起的。这一点一定要引起大家的注意。

不仅食物的摄入量要适当减少，水分也是一样。如果不减少水分的摄入量的话，体重也是很难减下来的。毕竟体内如果水分积聚得过多，对心脏是十分不好的。因为，体内水分过多的话，血液量就会增多，为了维持血液的体内循环，就需要心脏更加用力，这样就会导致血压上升。心脏负担加重、血压上升，身体就会出现问题。特别是，当吃的食品比较咸的时候，就会喝很多的水，从而变相增加心脏的负担。

食盐摄入量过多，还可能会引发高血压、动脉硬化等疾病。不仅如此，对于那些体重超标的人来说，如果一日三餐中食盐的摄入量过多的话，那么你辛辛苦苦的瘦身所达到的效果将会大打折扣。

所以大家需要尽量控制食盐的摄入量。如果饭菜没有咸味，最初可能会没有食欲，但是这样可以减少食盐的摄入量，从而控制体内多余的水分。

我以前认为西餐很容易发胖，日本料理不会发胖。但是让我吃惊的是，日本料理含盐量竟然非常高，通过调查得知，我每天食盐的摄入量达到 20~30g。

于是，我把每天的食盐摄入量减少到了 7 克，这样就减少了水分的摄入，从而有利于排出体内多余水分。

总之一点，作为家庭和公司的重要一员，已经到了中年的人更加需要保护好自己的身体。只有身体健康，我们才能在事业和家庭上都取得令人艳羡的成绩，才能拥有一个美好的生活。

年轻的时候，还在长身体，大家也在为学习和工作而努力奋斗，所以更多考虑的是吃喝问题；中年以后，家庭和事业一般都会进入一个相对稳定的状态，身体已经停止发育，体能正逐步下降，排泄成了最重要的问题。这时候我们就要考虑“如何能将体内的垃圾和多余的水分排出，如何能燃烧掉体内过多的脂肪”等问题了。

为了大家自身的健康，也为了大家的家庭和事业着想，我们建议大家应该多学习一些医学保健方面的知识。

5 恢复健康的四个关键词

医生被人们称为白衣天使，从事着救死扶伤的工作。但是大家可能还不清楚这一点：医生大多为悲观论者。医生整日待在医院里，每天面对的都是各种各样的病人，生死离别对他们来说都是司空见惯的事。久而久之，他们就变成了悲观论者。

“这个病是治不好的”、“你可能会死亡、“一辈子都要吃这药”等，医生经常说这些消极的话，所以从某种程度上说，我们需要具有抵抗医生“不幸预言”的能力。身体是我们一切的根本。我们要坚信人本身是有自我恢复能力的，不好的预言有时候不一定准确。除了按时服药积极配合治疗外，更要有相信自己一定会痊愈的信念。而信念的力量往往是医生们所无法给予的。

当然，生病的时候，还是需要去医院看医生和吃药的。但是请务必注意，对于生病的我们来说，还是要有积极健康的向上精神。

医生一般告诉病人的都是最坏的情况，但是实际情况会好得多，所以没必要过于担心。

例如，对一位还有六个月生命的病人说“你还能活三个月”，如果病人活了六个月，对于延长了的寿命不会有任何问题，也不会对医生有任何非议。相反，如果对病人说还有一年，但实际上半年后就去世的话，那么其家人和周围的人，都会非常失望的，对医生也非常不满。因此，从职业角度和现实考量上来说，医生们就形成了说最坏情况的习惯。

如果完全相信了医生的说法，那么就会对自己产生一种暗示：病情可能就会恶化。所以对医生所说的话是要打个折的。并且，即使被预言生命会有危险，而最终康复的情况也非常多。所以，即使医生给出了不好的结果，我们也要坚信自己有康复的可能。

积极开朗的心情，这对健康而言是非常重要的，也是我要传达给大家的一个非常重要的观点。大家患了病，一定要有能战胜它的信念，这样往往会取得意想不到的神奇效果。美国有一个脖子上长了恶性肿瘤的女性，医生断定她只能活三个月。但是她心中坚信自己能够战胜病魔，于是每天静坐在床上，心无杂念，专心想象脖子上的肿瘤是一个恶魔，而自己体内的白细胞是勇敢的骑士，正在挥舞利剑向恶魔进攻，将恶魔逐渐消灭干净，每天这样想象二到三次。一年之后，她并没有如期死掉，而是神奇地康复了。正是因为她拥有一定能够战胜病魔的信念，才得以最终战胜了癌症。试想，如果这名患者在得知医生的预告后变得悲观消极，别说活一年了，就连能否活到三个月都是一个问题。

我总结了四个对恢复健康最有效的关键词，那就是：反省、感恩、修心和祈祷。

首先是反省。反省能够使我们去除心中的杂念，使我们的心灵不受污染。为建立健康向上的心灵圣地开疆拓土。

其次是感恩。很多病人都没有感恩之心。他们通常会将自己所遭受到病魔的困扰归咎为外部强加给自己的伤害，从来不曾考虑自身存在的问题。生病之后，病人常常会有很多不平不满，还会有很多的抱怨，唯独很少想到感恩。因此，如果不想生病或者是想早一点康复的话，病人就要学会感恩。已经生病的人，一定要好好地感谢周围的护士和自己的家人。感谢他们对自己的照顾，感谢他们对自己康复所做的努力和付出。生病的人最不可取的就是责怪别人。一味责怪别人，推卸责任，只能使自己更加厌恶别人，心生怨气，从而使病症加重。生病，固然会使得自己很痛苦，但同时也是促使自己进行反省，发现家人宝贵的好机会，更是教会我们认识到已经拥有的幸福并对此进行感恩的修行和磨炼。

接下来是修心。前面已经讲过通过饮食和运动，来控制身体平衡的重要性，同时学习一些医学知识，维持自己身体健康也是非常重要的。

最后就是祈祷。这就是要求我们要常怀着一颗美好之心，来设计自己的人生。

“我想要过这样一种生活。我想一直健康地工作到 ** 岁。退休后，想和家人一起过怎样的生活”，就这样不断地在内心描述自己的人生规划。

每天都要对自己的健康生活进行设计、祈祷。就这样，自己的生活、想法、行动等，都会变得一致起来。

请将反省、感恩、修心、祈祷这四个词语，作为自己恢复健康的座右铭吧！

●专栏　健康与幸福启示3

反省是排除身体和心灵毒素的灵丹妙药

世界上的好多东西，失去便不可挽回。比如亲情、友情、生命等。这些东西对于我们而言，一生中可能就只有这么一次，我们稍不留神就会使它们永远离我们而去。但是心灵的平静是可以恢复的。这就需通过“反省”这一方式来促成。

认真地反省之前我们犯过的错，然后努力进行改正，使得自己的心灵上所蒙受的尘埃逐步被清洗。就好像用修正液在纸张上进行了修改一样，改好了就可以重新书写。

如果一个人做过很多坏事，认为自己不可救药。其实不用担心，只要有这种想法，就可以以此作为自己人生新的出发点，开始新的生活，踏上新的征程。

如果一个人可以下定决心，进行反省，对自己过去的所作所为诚心诚意地重新认识，长期坚持下来之后，你会发现他的思想境界也会上升到一定高度。反省是上天赐予人类的伟大力量。

进行反省后，有的人会感觉到常年占据自己灵魂的罪恶感被赶出了自己的身体。

罪恶感，也许有人会认为它没有重量，但是实际上它却是沉重的东西，尤其是对于那些曾经做了许多坏事的人来说，他们会觉得这个重量压得他们喘不过气来。

这种仿佛被恶灵附身一般的感觉，也许已经跟随了自己五年、十年、二十年。

但是，通过反省，我们就能获得力量，可以将跟随自己的罪恶感驱除出去。当它被驱除之后，我们的肩膀、腰部以及后背都会有种突然变轻，有种卸下重担突然浑身轻松的感觉。身心会变得非常轻松，一股温暖的光芒会照耀你的脸颊，注入你的心怀。这就是上天让我们在通过自身的努力后，赐予我们心灵的平静。

这是人人都可以体验得到的心灵减压过程。

相信很多人都喜欢洗完一个热水澡之后的感觉。而经过反省之后所获得的畅快，就像是这种感觉。那时候，人面色红润，神清气爽，浑身上下有一种说不出的轻快和惬意。

希望大家都能够体验一下这种感觉，并由此去试着体会，一个经历了反省，获得精华的人此刻的欣喜与感动。这样的心灵减压体验，是有百利而无一害的，请大家一定要体验一下！

第四章　绝对健康法

——超越现实，考虑一下“健康的实质”

医生没有发现的“人的真实样态”

让我们意外和吃惊的身体构造

挖掘出隐藏的能力，就会有无限的可能性

你的身体充满奇迹

如何发挥潜意识的作用来保持健康

“想法”是如何制造疾病的

为什么信念可以治病

第四章　绝对健康法

——超越现实，考虑一下“健康的实质”

1 医生没有发现的“人的真实样态”

在本章，将以我写过的另一本书《身体和心灵的关系》（中译本尚未出版）为基础，来讨论怎样从“心”开始健康。

此书，我认为只不过是写了一些极为正常普通的常识性事情，但是医生以及药剂师等医学专业人士，可能认为其中的有些说法过于大胆，因为坚信唯物主义的现代医学的他们，是很难相信一些其知识体系外的其他观点和方法，因而可能会加以排斥和蔑视。然而这恰恰也就是他们的局限性，以及为什么现代医学虽然如此发达，还是有越来越多的疾病不能够被治愈的原因。

我是从两个方面来审视人的生活方式的。一方面就是从现实的观点，客观地看待肉体。我认为不能忽视肉体，更不能无视肉体的存在。任何学说都应该是在充分认识到肉体的基础上展开的。另一方面就是之前提到的精神世界。人的精神对人的生命意义重大。人的肉体和精神的充分结合，才形成了人们的真实样态。

我认为，只有从灵魂和肉体两方面进行审视，才能够发现真正的人生观和人真正的姿态，这是我基本的观点。如果你感觉到我书中某些论述的内容，与其他的书以及一些专家的看法不同的话，那么或许根源就在这里。

医生和专家们都在自己的专业领域做着自己的工作，他们大多只关注人类“肉体”的这一层面，而从不考虑肉体内所存在的精神的层面。

但是，只有看到了另外一方面，也就是心灵世界，才能够发现人的真正姿态。大家一定要注意这一点：人是由肉体和其所积聚的精神力量共同组成的完整结合体。

一些现代疾病不能被治疗的原因

在明白了人的组成后，我们就知道了为什么现代社会产生许多我们无法通过现代医学的手段来完全治疗的疾病。正如人是由肉体和精神组成的一样，疾病也是在外部原因和内在原因两种作用下所产生的。

医生和现代医学在人们生病后住院治疗时，往往采取的是针对外部原因引起疾病的方法进行治疗，所使用的手段和仪器无论多么先进也只是一种物质的手段。这对于那些外部原因所造成的疾病是有效的。对由内在的原因所诱发的疾病，仅依靠物质的手段，就失去了治疗的效果。所以，此时所需要同时针对内部和外部两个不同方面进行治疗和干预。

或许有些人认为现代医院已经设置了专门的心理医生和相关的心理辅导，可以解决人们心理上的疾病和由此引发的其他一些相关疾病。然而实际上真的如此吗？仅依靠心理医生和辅导就能解决那些由于心理和精神上所造成的疾病吗？针对人的大脑和神经而做的一些舒缓的治疗，往往是这些心理医生所采取的方式，但不能从心里和精神的层面进行有效根治。大脑和神经显然不等于人的精神世界。所以更多的时候，大家可以看到心理治疗和辅导，只是缓解人们在某些时候陷入的焦虑和压抑的状态。但是也只是仅此而已。

这时候，就需要发挥信仰的力量。信仰可以帮助我们在祈祷的时候祛除一些精神上的疾病，给予我们灵魂深处的安慰，并将这种信念传达至我们的身体内部，我们的身体在接受了这种暗示之后，就会发生相应的改变，从而使身体痊愈。

所以，当大家得了某些疾病而医生无法通过各种设备和方法治愈的时候，可以依靠自己的信念，支持身体加以辅助治疗，相信一定会有不错的效果。

不过在此，我要提醒大家的是，身体是我们自己的，虽然生病之后有各种治疗方法，但是，如果我们能保养好自己的身体，还是尽量不要生病的好。毕竟生病后，会有太多的麻烦和痛苦。

2 让我们意外和吃惊的身体构造

身体就像流水一样不断地变化

我在《身体和心灵的关系》一书中写过，人体有一定的形状，内部血液按照这个形状不断流动，就像河流一样。比如说流过我家乡的吉野川，给它拍一张照片，我们指着这张照片就会说“这是吉野川”。但是实际上吉野川的水是不断流动的，而照片上的吉野川是静止的。

河流都是从上游流向下游，最后汇集到大海或湖泊。中途如果突降大雨，或者有其他河流的水汇入，以及地下泉水涌出来，这些情况都会使河流的水量猛增。

虽然河流的形状是不断变化的，但是不管形状如何变化，其流动的方向和名字是不会变的。

同样的道理，大家的身体，也是经常发生变化的。

从遗传学上说，我们根据父母遗传基因的“设计图”，形成了我们的身体。我们的身体虽然表面上看起来还是我们的身体，好像今天昨天都没有太明显的变化。但是身体无时无刻不在进行新陈代谢，旧的细胞不断地死亡，新的细胞不断地产生。

现在的我们和刚出生时的我们已经大不一样了。现在大家的身体里，已经没有当初直接从父母那里遗传过来的细胞了。因为它们已经被重新更换了一遍了。不管是脑细胞还是神经细胞，经过新陈代谢都已经焕然一新了。

身体各部件无时无刻不在发生变化。这样说来，我们现在的身体已经不是一年前的身体了。

哲学上有一个说法，“人不可能两次踏进同一条河流”。道理和我们所讲的有些类似。虽然还是那条河，当你第一次踏进去的时候，这条河里的水都是处在当时你踏进去的瞬间的位置，等你第二次踏进去后，原先的水已经流向前方不可能再回来了。你第二次所踏进的和第一次踏进的相比，水的位置已经发生了变化。也就是说不再是同一条河了。

人的身体也是这样。一年前的身体与现在的身体相比，虽然从表面上看还是同一个人，从照片上也看不出有什么不同之处。但是，身体的内部，正如前面所比喻的“河流”那样，是在不断变化着的。

体内的血液是不断流动的，不仅如此，身体本身也是不断变化的。也就是说，细胞都会经历一个不断新陈代谢的过程。

以前大家都认为，大脑细胞和人一样，在上了年纪之后，也是会逐渐衰老死亡的。但最近发现好像不是这样的。即使上了年纪，脑细胞也是会不断更新的。

有句话叫作“生命在于运动”。虽然强调的是人们如果想要拥有健康的身体，就要多做运动，但实际上也意味着人的身体本身就是一个不断运动的过程。如果大家有仔细观察发现的话，就会明白，组成我们身体的各个部分，无时无刻不都在运动着，只不过这种运动除了我们能够感受到的血液和心脏外，大多由于太过于微小而不被我们所察觉。但是，请大家一定要记住，自己的身体就像一条川流不息的河流，是不断地在发生着变化的。这种运动将一直持续到我们离开人世为止。

身体的外表层皮肤，也会不断地更新。皮肤的更新过程大家都是有目共睹的。每天，我们洗澡的时候，脱落的泥垢中一部分也是我们脱落的旧皮肤。

最直接的更新来自于我们的身体。我们从刚出生时的一个几千克重的婴儿，成长为如今的成人，这种变化显然也是意味着我们的身体是在不断更新的。没有人知道我们还是婴儿时的皮肤现在哪里去了，但可以肯定的是皮肤是在不断的更新着的，我们现在身体的皮肤和我们刚出生时的皮肤已经完全不同了，这中间也必定是经过了无数次的更新。总而言之，人的身体就是这样不断地进行着更新。

在自己的努力下身体是可以发生变化的

我们的身体按照遗传基因的设计图被创造出来的时候，只是一个最初的模式，并不是生下来之后就保持不变，而是不断流动、变化的，是会随着我们在世界上每天的生活而发生改变的。从出生到死亡，身体的大部分因素我们是可以控制的。

我们的相貌是由父母的基因所决定的，在成长过程中虽然可以通过化妆来进行部分修饰，但相貌的大致模样并不是我们能够控制的。但是现在的人们，凭借着先进的技术和科技已经完全可以对父母遗传的一些外在特征进行改变。典型的例子就是整形手术，它可以将一个人的外貌按照自己的意愿进行最大程度的改变，也就是成了真正意义上的改头换面了。这时，由父母基因所提供的有关我们外貌的信息就不再起作用了。当然，我们只是将它们作为例子而已，我并不提倡大家去整容。

有句话说，“虎父无犬子”。说的是有什么样的父亲，那么他的孩子将来也会和他在行事风格等方面很相似。不过从实际上来看，这句话显然不是绝对成立的。不仅仅是人的外表可以被改变，一个人的内在素质也可以发生转变，这个转变的过程是需要通过后天的努力来完成的。虽然遗传的因素非常重要，但是人们根据后天的努力，身体素质在很大程度上是可以改变的。

比如说，奥运会的选手们生的孩子，他们的身体素质应该是要比普通人生的孩子的身体要棒许多的。满分为五分的体育课上，奥运会选手的孩子们应该是更容易获得五分的。

但是，如果自身不努力，又不喜欢运动的话，那么他们也不会有一个健壮的身体。如果有这样的先天条件，加上不断地锻炼，那么就可能和自己的父母一样在体育上获得佳绩，甚至青出于蓝而胜于蓝；如果本人不努力进行锻炼的话，那么即使拥有先天的良好条件也是不可能取得好的成绩的。

同时，还有这样一种说法，“头脑聪明的人生出来的孩子也会很聪明”，之所以会有这样的说法是有一定道理的。不过，有时候即使父母头脑非常聪明，但是如果孩子本身不努力的话，那也不可能取得好成绩。

也就是说，虽然先天的因素可能决定了许多人在起跑线上的差距，但是后天的努力也会起到一个关键的促进作用，从而弥补这种差距，甚至超越。即使是天生的神童，如果由文盲甚至是动物来抚养，那也是不可能识字的。如果缺乏一个能够识字的环境，那么即使是天生的神童也是不可能识字的。中国古代就有个叫作方仲永的人，他在很小的时候就能够吟诗作对，被人们称为神童。

他的父亲因此而沾沾自喜，不再让仲永去学堂学习，而让他四处去接见宾客。由于仲永没有再努力去学习，等到他长大的时候，原本的才华已经消失得无影无踪了，他的言谈已经和普通人没有什么区别了。通过这个例子，大家应该会明白，先天的优势并不能绝对地决定一个人的成就，后天的努力才更为关键。

3 挖掘出隐藏的能力，就会有无限的可能性

仅凭大脑和神经的作用是不可能揭开内心之谜的

弗洛伊德和荣格等心理学家们发现，人的意识是有双重性的。既有我们能够意识到的表面意识，也有我们感觉不到、意识不到的潜意识。潜意识深藏在我们内心的深处。

在唯物主义出现的同时，他们发现了与唯物主义不同的世界，并且指出“内心，是不能仅凭大脑和神经进行判断的。在我们看不到的地方隐藏着内心。”

荣格甚至叙述了“集体的无意识”理论。这不是个人的意识，而是人类共通的意识。荣格指出共通意识，是从古代就存在的，作为人的精神原型的东西，它影响了每个人的想法。

我认为，他们的心理学是非常神秘的。仅凭这个奇怪、毫无

根据又很跳跃的理论就能获得博士学位，让我觉得非常不可思议。

以下这些就是我对于心理学提出的疑惑。

学习心理学的人非常多。人们在现实生活中，确实遇到了很多的物质性的医疗手段所不能解决的疾病，心理学的出现使得他们似乎看见了一线曙光，大家觉得可以通过心理治疗的方法，来拯救那些饱受困扰的患者了。

可惜的是，心理学在不断救治病人的同时，对病人那些因为精神问题而产生的严重疾病束手无策。心理学只是承认人具有潜意识，以及指出了潜意识对人体的巨大作用，而不能解释潜意识的本质到底是什么。

弗洛伊德和荣格所建立的现代心理学，以其自身所发现的理论为基础，建立起一套学说体系，去解决现实中人们所遇到的一些困惑。大家原本想去学习这门学科的初衷，想必也是要寻找切实可行的解决办法，而不是理论一大堆而效果有限的某种学派。

然而，心理学家从学术的角度也承认“是存在潜意识的，自己意识不到的世界是存在的”。

心灵的无极世界里有什么

现在大家正在努力地研究，想要解释明白无意识（也就是与表层意识相对的潜意识）。其实我在其他很多著书中所讲述的很多观念，就是用来解释说明无意识的世界和潜意识世界的。

心灵的世界有很多现象是医学无法解释清楚的，于是心理学家们称之为无意识或潜意识；心理学家们也意识到此世界是广大无边的，但是他们却解释不了这到底是一个什么样的世界。

现在，科学领域也对这方面稍微有所觉察，但是他们还是解释不清楚这一现象的本质。在科学领域探究这个问题似乎困难重重，那么我们或许可以从信仰的方面入手，在探究人生观的深层含义、人生的内涵、人类居住的现实世界以及现实世界里蕴含的内部世界等问题时，试着寻找答案。

释放出自己的潜力

在本章的第二节已经讲到，世上的人们，就像河流一样是不断变化的，是能够不断改变自己的个体。

因此，如果自己有意识地、积极地想要改变想法的话，那么就拥有了奇迹产生的基础了。这虽然被称之为基础，但实际上却是极为重要和关键的部分，因为如果没有这些想法的话，那么奇迹是永远不可能产生的。

除此以外，我们还需要一个来自外部的援助力量。如果得到了种种外部力量的援助，那么一般情况下不能出现的奇迹就会在我们身边发生了。

实际上，大家都有很大的潜力，只不过这股强大的力量一般是处于休眠状态的，我们还没有成功地把它激发出来。

如果人们认为肉体的力量是有限的，而且只是单纯地认为我们的身体只不过是通过食物获得养分，通过大脑或神经进行判断，那是不可能产生奇迹的。

但是，如前所述，荣格所说的“集体无意识”，“人的存在是拥有可以超越肉体的、拥有无限可能性的精神部分”。如果坚信这一点，就可以开发出无限的可能性来。

前面我们所举的那个得了癌症的美国女性也是可以作为例证的。在现代医学仍不能够将癌症攻克，束手无策的时候，在被医生宣判只有 3 个月生命的时候，她依靠自身强大的意念最终战胜了病魔。这不得不说是一个奇迹，一个无法用医学和心理学进行解释的奇迹。

再比如说，某个人十分想成为一名成功的经营者，如果他每天心中都存在着这样一个强烈的愿望的话，那么他的这个强烈愿望的信号一定可以传递给其他人。这个人可以是身边的人、本国的人，甚至还可能是世界上其他国家的有缘人。这样就可以找到合伙人，建立事业，慢慢就会成功。

这就是实现梦想的过程。

就这样，即使现在自己经营的是一个小公司，只要自己拥有强烈的愿望，再加上勤奋进取、吃苦耐劳的品质，那么今天的小公司也可能会不断地发展壮大，终有一天会成为一个大公司。我们只有抱着强烈的信念，才能激发出我们潜在的能量，才能促使自己在最后获得成功。

一家运营的公司就好比是一个人的身体，如果说赢利是公司的一种健康状态，那么入不敷出则是公司的一种生病的状态。同样，人的身体也是一样的，可以是健康的，也可以是疾病缠身的。关键就在于你如何去做。

可能很多人说，谁不希望自己能拥有健康的身体呢，我们也都希望自己健健康康的，可是为什么还是会生病呢？

表面上看，我们大家都没有人希望自己得病，但正如我们前面所说，疾病的产生分两种：第一种是我们能感受到的，第二种是我们所感受不到的。那些说自己不希望得病而得病的人都属于第二种情况。尽管他们表面上是不希望自己得病的，但他们的言行举止，却是明白无误地在向自己的身体传达希望生病的信号。之所以会这样，是因为这些人正在陷入一些困扰中而无法自拔。假如反复在困扰中纠结而无法挣脱出来，疾病缠身也就在所难免了，尽管你心里面没有想，嘴上也没有说出希望自己生病的话。

法国的拿破仑说的“不想当将军的士兵就不是好士兵”就是这个道理。心中没有要当将军的强烈信念，就不会刺激自己去努力，潜意识里也就没有要当将军的概念，那么一辈子就只能是个普通士兵。同理，如果没有“要建立伟大公司”的强烈愿望，是不能出现一个伟大公司的。创建公司不是一件简单的事情，它需要合伙人，需要资金，需要办公室，需要员工。所以如果没有强烈愿望，是不能创建公司的；即使建立了公司，事业也不会有很好的发展。万事开头难。如果没有自身强烈的信念，很难想象一个人能够做出一番事业。

身体的健康也是同样的道理。如果没有“打造健康体魄”的强烈愿望，身体内部的各项潜能是不会主动发挥出来的。

4 你的身体充满奇迹

为什么血液能够转变成乳汁

大家可能都认为身体是不能随心所欲变化的，但是，实际上我们的身体就像一座工厂，我们的大脑只是一个总指挥而已，下面的许多细节都是我们所不清楚，意识不到的。在我们无意识中，我们的身体制造了很多的产品。

有人注意到我们血液的产生过程吗？应该没有吧。虽然我们的身体会制造血液，但是我们都不曾看见过。如果有人说“今天我就生产一升的血吧”，会被大家认为脑子有问题。毕竟血液是不可能按照我们的意愿去制造出来的，然而，从小到大，身体在长大的过程中，血液是在不断地被制造出来的，只是这个制造过程是在我们无意识中进行的罢了。

女性生孩子后，为了哺乳孩子，就会产生乳汁。乳汁是由血液变化而来的。可有谁能够制造一个机器把血液转换成乳汁呢？如果真有这样的机器的话，那么将是一个伟大的奇迹吧。把血液转化成乳汁是一个奇迹，然而这个过程需要付出什么样的努力呢？答案是：不需要。因为母乳是在女性的无意识中产生的。

在此过程中，很显然我们的意志和大脑从没有下达过相应的命令，但身体似乎是按照着一种既定的程序一般产生出了婴儿此时最需要的母乳，而且时间也恰到好处。这不得不说身体真是一个创造奇迹的地方。为什么红色的血液能够转变成白色的乳汁，并且正好适合婴儿饮用呢？更加不可思议的是，母乳是一种营养非常丰富的液体，里面甚至含有能够防止婴儿生病的免疫物质，这也是个奇迹。然而在这个奇迹的产生过程中，母亲们都并没有做出特别的努力。当然，她们努力做的就是多吃饭，多注意保养自己的身体。但是母乳并不是说只要好好休息，多吃饭，多保养身体想制造出来就能制造出来的。一直到现在人们也不清楚母乳产生的过程到底是怎么样的。因为很显然，这是上天赐予我们人类的一种奇迹，如果不是奇迹的话，这种情况是根本不可能发生的。

我们能够知道的是，母乳的原料来源于富有营养的食物，可以通过努力吃饭来解决。但是血液如何转变成乳汁，我们尚且不清楚，就更不用说主观意识去进行控制了。

关于这一点，我们就必须明白，这是上天对我们的一种恩惠，是一种奇迹。

其实，生孩子本身也是一种奇迹。只是这个奇迹由于太多了而不再被人们所重视了。

我以前曾经参观考察过丰田公司，见过生产汽车的过程。汽车是由很多机械手把众多的零部件组装起来。生孩子的过程更是复杂，而且是我们所不清楚的。

母亲们可能都认为“孩子是自己生的”。然而事实上，孩子只是在母亲的肚子里被创造出来的而已。换句话说，只要有了精子和卵细胞的结合组成了受精卵，再找出一个适合孩子生长的环境，那么孩子就可以出生。试管婴儿不也是如此吗？母亲的肚子只是提供了一个最好的让孩子生长的环境而已。实际上，在我们身体内部，就像工厂一样，是有很多只“手”在发挥作用，在我们不知不觉中，创造出了孩子的身体，最后来到了这个世上。

如果生出来的孩子像蛇，或像恐龙，那就是怪胎，是不正常的。所以生出一个健康的宝宝，本身就是一件非常值得庆幸的事情。身体，真是一个充满奇迹的地方。

残障孩子的使命

生一个健康的宝宝，人们往往会认为这是理所当然的事情，所以很少有感激之情。对于经常发生的事情，大家都认为是理所当然，都已经习惯了。

但是，那些被人们认为是理所当然的事情，实际上都是很难得的。上天对待人类并不是那么面面俱到，那些一出生就带有残障的孩子来到世界上，或许可以让人们更能充分体会到这个道理。

很多事因为普遍存在，所以被认为是理所当然，理所当然地来到世上，理所当然地生活。其实这些“理所当然”是上天赐给我们的奇迹。人们往往不会这样认为。所以，这些天生残障孩子的使命就是告诉人们这些道理。

身体健全的人会觉得那些残障孩子非常可怜，甚至有时候会想为什么上天给他们这样的痛苦呢？实际上这些残障孩子是在做善事，他们是以这种方式告诉人们一个道理：生下来健健康康的就是一种奇迹。

让我们看一些其他的例子。比如说，某人出身寒门，经过自己的努力，创建了一个大公司，成为了一个有钱人。这个人就会成为别人奋斗的榜样。

有的人虽然生下来身体就不健全，但是他们不停地奋斗，能坚持奋斗是很了不起的。

其实，这些身体上有某种缺陷的人是按照一定比例存在的，他们的任务就是告诫人们不要骄傲自大，要懂得感恩，要记住能够健康地活着就是一种奇迹，珍惜自己所拥有的健全身躯。

当我们看到残障人士不断奋斗的样子，的确会深受鼓舞。他们在身体存在缺陷的情况下尚且能够坚韧不拔，努力拼搏，更何况是四肢健全的我们呢。我们即使和他们一样努力拼搏，也已经在起跑线上超越了他们许多。倘若我们连那些残障人士都不如的话，那才是真正的浪费了上天所赐予我们的健全身体。

每个人都是怀着自己的使命来到这个世上的，残障人士也一样，只不过他们比我们要多了一重使命——在完成这一生所要为之奋斗的事业同时，还要提醒那些四肢健全的人们，生下来健健康康也是一种奇迹。

所以，我们大家在看见残障人士的时候，不能仅有怜悯，更应该怀有感激之情，感谢他们以自己向我们证明奇迹的存在，也感谢他们让我们有了不能够自我堕落和沉沦的勇气，更使得我们产生出要锻炼自己的坚强意志，通过努力来创造自己的幸福生活。

感谢我们拥有健康，努力奋斗吧

人们在经历了失败之后，很容易自暴自弃，认为自己完蛋了、人生没希望了等。

有的人仅仅因为考试失败，就以为世界末日来临了，甚至还有人会为此自杀。失恋了、被公司开除了、身体生病了……当遇上这些事情的时候，很多人会想到自杀。据说，现在日本每年自杀的人数已经超过了三万人。连一些小的挫折都不能承受的人，怎么能够创造出一番事业呢？

这些人，简直就是辜负了上天在他们出生时所赐予的健全身体，他们应该好好地向那些一出生就带有残障，但是一直在努力的人学习。他们应该好好地感谢上苍，他们现在身体健全尚且如此，若是让他们面对身体带有残障的情况，真的不敢想象他们将会怎样。

上天不仅赐予他们健康的身体，同时，只要他们努力，那么就有可能创造出意想不到的伟大奇迹。这难道不值得庆幸吗？

我十分感谢我的父母给予我一个健康的身体，这使得我在出生的时候就比一部分人幸运，因而我也就更加懂得感恩。我还感谢他们给予我了一个聪明的头脑，让我可以去思考。同时，我也相信，只要我不断努力，不断坚持锻炼，那么我的健康就有可能会一直保持下去，疾病也会远离我。这真是让我非常庆幸的事情。

5 如何发挥潜意识的作用来保持健康

五十多岁的我为什么还体力充沛呢

2008 年 7 月，我已经 52 岁了。按照传统观念，我已经是快要步入老年的行列了。可是，我现在的体力，与 20 年前，也就 32 岁的时候相比，一点也没有下降。甚至，现在我的体力在某种程度上来说要比 32 岁的时候还要好得多。

大家一定觉得不可思议吧，甚至可能还会有人觉得我是在撒谎，然而事实确实如此。

32 岁的时候，我能每周都在日本全国进行讲学吗？不能。能够三番五次地出国演讲吗？不能！我那时的身体是绝对坚持不下来的，也许在中途就晕倒了。但是，现在的我就能做到。可见我的体力要比 32 岁时还要好。

因此，过了30岁的人，即使再过20年，体力也是有可能得到加强的。

为什么到了这把年纪，我的精力还这么充沛呢？

当然，其中原因之一就是我不断锻炼。可能会有人说我那时候也有锻炼啊，可为什么到了五十多岁的时候体力还是会明显的下降呢？

在这里，一个很重要的原因是，他只是将锻炼作为一种简单的运动来进行，而忽略了锻炼本身的重要意义和个人对于锻炼这件事情的看法。

我当时之所以能不断地锻炼，就是因为在锻炼的同时，我有一个强烈的信念，那就是“我必须完成我的使命”。因此我不断地对自己说：“身体，你要变得更强，这是你的任务。我要你变得足够强，以支持我完成我的使命。”当我的心里开始有了这个强烈的信念，身体就会开始慢慢做出反应，变得更强壮。不过大家要记住的是，单单只是在心中有了强烈的信念是不会让自己的身体变得强壮的，运动也是使身体变强壮必不可少的一环。

如前所述，人是具有表层意识和潜意识的。表层意识是可以被我们控制的，是我们主观意志的体现；潜意识却是深藏于表层意识之下的，往往是不受我们的意志所控制的。

潜意识有一个特点，那就是如果我们的表层意识不断地朝着一个方向发送信号，那么潜意识就能够接收到这个信号；如果信号的方向不断变化的话，那么潜意识就接受不到这个信号了。

一定要有"保持健康"的信念

表面意识就像一艘小船，是可以随时转变方向的，而潜意识就像油轮，只能慢慢地转变方向。也就是说，要想使潜意识能够接收到信号，那么就必须是连续不断地、稳定地从一个方向发出我们的表层意识。

同样的道理，我们想要健康，就需要不断地传送出想要健康的信号。连续不断地发出这样一个信号，那么渐渐地就会渗透到潜意识之中，影响潜意识，从而作用到身体的各部分，使它慢慢产生有利于健康的变化。

人的身体就像是一座大工厂，每时每刻，都在不断地制造着身体的某一部分。当它接到"制造命令"后，就会发动身体内部的小"员工"们，制造各种各样的细胞。它们甚至还拥有能够制造出抵抗病毒的物质的能力。

当"想要健康"的这个想法渗透到了潜意识内部，接到了这个命令的相关"员工"们就开始努力工作了。它们就开始和疾病进行战斗，增强身体的抵抗力，努力使身体更加强壮。

因此，如果我们想要健康的话，那么就一定要有一个坚强的信念："我想要健康，我想要更加健康，以便能够从事这个工作，我想过这样一种生活。"其背后的支撑就是"强烈的使命感"。只有这样，身体才能够加速发生变化。

坚强的意志，能够改变身体

中年人在进行血液检查的时候，会发现很多的数值不达标，这是现代人的通病，是由于长期生活不规律使得身体长期处于一种不正常的状态下造成的。不过，一般来说，这些不达标的数值中大部分都可以通过减肥得以改善。

"病来如山倒，病去如抽丝。"减肥也一样，凭借的就是毅力，坚强的毅力，否则是很难成功的。这也是为什们许多人减肥失败的原因所在。他们往往受不了长期减肥的痛苦煎熬而放弃，或者在减肥刚刚有些效果的时候就幻想着暂时停下来歇一歇也是没关系的，可结果发现这么一来就根本控制不住了，导致减肥失败。

然而减肥并不可怕，所需要的就是一个坚强的毅力。

如果只是想减肥是减不下来的。只有不断地在脑子里描述"自己减肥成功，身体变得健康以后，就可以做自己想做的事情了"这样一种场景，是减肥成功的第一条秘诀。

第二点，也是极为关键的一点，就是节食。通过节食，体重可以降下来。但是如果不注意保持的话，那么很快就会反弹。随后，体重马上就有可能增加 10kg 甚至 20kg 左右，这样又恢复到原来的状态。这也是大多数减肥失败的人的共同经历。

最后一点，就是运动。运动也得有规律，不能盲目。如果自己有一个明确的目标，这样就会产生强烈的意志，就能够把减肥坚持下去，就能够避免反弹。因此拥有坚强的毅力是十分重要的。想要健康的身体或者要减肥的人们一定要注意这一点。

6 “想法”是如何制造疾病的

身体的神奇构造

如前所述，人类拥有把血液变成乳汁的神奇力量。骨折之后，骨头也是可以重新连接起来的。把受伤的部位用绷带缠好后，再用石膏加以固定，一段时间之后，断掉的骨头就会重新连在一起。人类的身体真是太神奇了。

头盖骨也是一个神奇的部位。大家的头盖骨都比儿童时期大得多吧。那么头骨究竟是如何变大的呢？让我们了解一下它的神奇构造和运动方式吧。

这与地理学家所说的“大陆板块移动说”是十分类似的。随着人的身体慢慢成长，头部的骨骼部分慢慢扩大，内部的空间不断扩张，大脑也不断长大。虽然这个变化的过程我们意识不到，但是脑部的确是在不断扩大的。不仅仅是头盖骨，大脑也是在不断成长的。

人刚出生的时候，脑袋都是很小的。在以后的岁月里，头部慢慢长大。大家都在不知不觉中完成了一件非常不可思议的事情。

除此之外，世间还有很多其他的不可思议的事情。如氧很容易与其他物质发生化学反应。原本很多对身体有害的物质，与其发生化学反应之后，不但对身体无害，反而转变成了身体所需的能量。这真的是一件非常神奇的事情。

也就是说，在我们的身体里，每天都有许许多多的“工作人员”在不断地制造着什么。那些小到用肉眼根本就看不到的小工作人员们，在“大指令”的指挥下，不断地进行制造。它们就像工蚁一样勤勤恳恳不知疲倦地工作，为了我们的身体健康成长而工作。

因此，如果指令错误的话，那可就酿成大祸了。因为指令就相当于指挥中枢，所有的命令都是从这里发出的。一旦这里出了问题，那么下面那些成千上万的“工作人员”就会陷入群龙无首集体混乱的状态。这对于我们的身体来说是极为糟糕的事情。

这里的“指令”就相当于人的人生观，也就是想要如何生存的问题。如果这个部分发生错误的话，那么身体是会出问题的。

病灶是不用花费太多的时间就能形成的。这样疾病就能很简单地被制造出来。很多在医学上不能解释原因的疾病，基本上都是由“想法”而产生的。

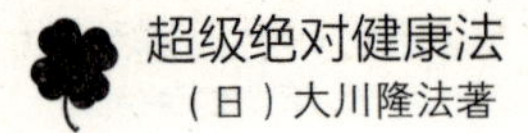

比如说结石，体内是可以形成石状物质的。实际上，如果压力过大，每天只睡三四个小时，那么体内就很容易形成结石。

不曾引起注意的“自我破坏想法”的威力

癌细胞也是一样。人也有制造癌细胞的能力。

患上癌症，除了因为长期在一些有放射性物质的环境工作和生活而感染以外，一部分也是由于自己破坏了自己的身体，破坏自己身体的想法在发挥作用的结果。

虽然人并不是有意去破坏自己的身体。但是如果以第三者的客观角度来审视的话，就可以发现他们确实存在想要破坏自己身体的想法。

虽然我们不能说有自杀倾向的人，都会患上癌症，但是如果人们不顾及自己的能力，做一些超越自己能力的事情，这样就会损害身体，是有可能患上癌症的。

强烈的责任感，用在好的方面，是一个很好的优点。但是如果用来自我惩罚，过于残酷地对待自己，认为自己是罪人的话，那么反过来肉体就会惩罚我们。

如果自虐倾向非常严重的话，那么身体较弱的部位就可能成为被袭击的目标，就会生病，有可能患上癌症，当然在其他身体较弱的部位，也可能生一些其他的疾病。这些事情都会发生在身体较弱的部位。人体就像一条河流，河堤较弱的地方，就有可能决口，导致洪水泛滥。身体较弱的部分，很容易产生病灶。

所有的病都是一样的。堵住了一处的出口，他们就会在别的地方找突破口。虽然听起来有点不可思议，但事实却是如此，而自我破坏的想法就是为疾病找到个出口所提供的有利条件。

近视眼孩子们的意外真心话

现在，孩子们为了应付考试拼命地学习，有七八成的孩子都成了近视眼，戴上了眼镜。患上近视有两种原因，一种是眼睛的确看不清，还有一种原因是因为不想学习从而把眼睛弄坏了。

实际上，为了应付考试而学习的这点时间，还是比较宽松充裕的，并应该不至于会累坏眼睛。孩子们之所以会因为学习变成近视，是因为他们其实在内心是抵触学习的。老师和家长们并不满足于孩子们只是为了应付考试而学习，老师需要拿孩子的成绩来证明自己的能力，争取更好的地位，家长也希望孩子能够出人头地，不同凡响。可以说，老师和家长在这方面很容易就结成了利益同盟，孩子只不过是实现老师和家长目的的一种工具而已，那么，孩子所承受的学习和生活的压力，就可想而知了。孩子有了这种抵触心理，身体的内部系统就会相应做出一系列反应，并通过各种形式在身体上表现出来。

眼睛近视的孩子往往会有一些生理上的不良反应。最明显的表现就是眼睛疼。我们经常可以看到有戴眼镜的孩子不停地揉眼睛或者眨眼睛，弄得眼睛又红又肿的，看着很不舒服，这其实就是我们身体给我们发出的警告信息，提醒我们要注意维护健康了。

孩子们可能还会发现近视的一个潜在“好处”，因为眼睛疼，就看不清参考书、习题册以及试卷上的字了，这样似乎也可以为学习状态不佳找到一个合理的理由了，而且这样的理由是不会被老师和家长责骂的。在这样的心理作用下，孩子们更会去为逃避学习寻找种种可能的借口。而我们的身体机能会忠实地顺应我们的心理暗示，于是先是眼睛疼，接下来就会出现如头疼等各种健康方面的问题。这就是孩子不爱学习的心理产生作用的外在表现。因此，现在应试生患近视眼的非常多，与此有很大关系。

在以前，人们并不像今天这样读这么多的书，也不像今天这样花费这么多的时间看电视上网，所以，以前人们眼睛近视的现象并不多见。而现代人的物质生活相比以前极大地丰富了，吸引人们眼球的东西也无所不在，人们可读的书多了，可看的电视多了，就连走在大街上也会被五光十色、无孔不入的广告画面包围。这就是生活于信息时代、广告时代的现代人眼睛疲劳的原因。

但是人体是有一定的适应能力的，身体会根据需要相应地做出一些调整，这既是对外界刺激的一种适应反应，也是身体自我保护机制。因为任何一种东西如果过度了，无论这种东西多么好，都会产生一些负面的效应，这就是物极必反的道理。而如果没有发生调整的话，那一定是因为主观上不希望发生变化，或者这种变化不是自己希望的。

这就是孩子“不想学习，想出去玩”的表现。可能他们在表面上还是很用功的，有的甚至于自己也看不出来自己其实是讨厌学习的，但其实在潜意识里面，他们对学习是很抵触的。这也就是为什么现在的孩子们很多都患上了近视的真正原因。

我们希望孩子的妈妈们一定要了解这一点。

如果应试学习的强度已经超过了孩子的承受极限，那么孩子就可能会出现“身体不进行相应调整”的情况，所以对孩子施加的压力一定要适可而止。

如果不这样做的话，会出现什么情况呢？不要认为只不过眼睛会近视而已，这只是孩子表示出抵触情绪的第一次宣言。如果没能受到重视，得到改善，以后这孩子就会不断地生病了。这就是孩子的本性。

比如说，如果父母想外出或去旅游时，小孩子突然发高烧。其实这就是孩子不想出去，但是又不想一个人留在家里的表现。孩子可以通过发高烧或者发生其他的疾病来表达自己的真实意愿。而且孩子可以很简单地就能让自己生病，他们甚至不需要一小时就可以办到。

工作的烦恼可以滋生出疾病

即使是大人，也和孩子是一样的情况。当工作上不顺利的时候，或者遇到一时难以解决的麻烦问题时，他们有时也会通过生病来给自己找退路。

比如，老是惹老板生气，这样下去的话有可能会被炒鱿鱼的；公司倒闭了，银行的人可能明天就来催债了……遇到这样的情况时，他们就有可能生病。

因为他们认为生病了，老板就会放过我了吧，或者银行应该可以宽限我两天吧。

这时，只要他们有了这样的想法，就会通过潜意识来传达给身体。他们的身体会很快地生病，真的就像心随人愿一样。如果不是这样，那么当他们被要求抓紧还钱的时候，如果手头没钱不能还，对方就会说：“你身体又没病，干吗不去努力赚钱呀。”

所以，生病有时候成为人们用来逃避的一种行之有效的方法。

的确是这样，如果工作不顺利的话，人就会马上生病以应对复杂的状况。当然，有时候生病是由于身心疲劳引起的，比如公司倒闭后，生活压力就会变得很大，很多经营者因为心力交瘁而生病。另外，还有很多人生病是因为经济原因。

7 为什么信念可以治病

坚强的信念可以提高免疫力

如前所述，人是可以自己让自己生病的，但是更为重要的一点是，我们要使自己相信，人也是可以让自己恢复健康的。在这里起到作用的就是人的信念。

疾病是通过破坏体内对人体有益的细胞，使它们不能发挥保护身体的作用，对那些破坏身体的机能以及来自外部的入侵没有抵抗力。也就是说，让自身的“生存能力”下降了。

因此，我们必须增强生存能力。这是非常重要的。

那么如何才能增强生存能力呢？除了坚持长时间的锻炼和保持良好的心态外，就是要拥有信仰，相信“信念是可以治病的”。一些在医学上无法彻底治愈的疾病，在信念的支撑下得到治愈。

这连医学界也觉得不可思议。

为什么信念能够治病呢？因为坚强的信念可以极大地提高身体的免疫能力，唤醒一些我们平时所不知的潜在能力。

比如，如果一个老师每天都对他们的学生说：“你们都是笨蛋，都是傻瓜。将来你们都不会有出息的。长大之后，你们都会坐牢的。”那么，这个班的大部分学生都不会优秀，因为老师的评价，也会影响到学生们的自我认知，让他们觉得自己大概真的会像老师所说的那样糟糕。在这样的心理暗示下，学生很可能就会放弃自己追逐成功的梦想了。

如果换一种教育方法，每天鼓励大家：“你们都非常聪明，即使现在学习不好，将来进入社会后，继续不断地努力，也是会做出一番成就的。你们一定可以为社会做出贡献，你们是有这个能力的。大家都有机会，只要努力，未来都是美好的。”

如果这样教育孩子，我相信孩子们一定会信心十足，满怀激情，也一定会在学习、体育等自己擅长的领域做出一番成绩。因为他们感受到的都是积极向上的力量，都是肯定和激励的力量，那么他们必然也会备受鼓舞，勇往直前。

信仰的道理也是一样的。只不过一个是由学校的老师说给班里面的学生们听，另一个是要由我们自己说给自己听，并且自己要坚信这一点。它改变的是我们的信念，我们对自我的认知，我们对世界的理解。它由内向外地发生作用，从而影响到人的精神面貌和外在表现。

所以请大家一定要改变对信仰的看法，不要认为它是伪科学，是骗人的勾当。

有时候老师的一句话，就可以改变一个学生的一生。事实上，语言有改变人生轨迹的能力，有改变孩子命运的力量。

同样，信仰也拥有改变大家未来的能力。信仰给予我们生存下去的勇气、自信、忍耐力以及忍受力。这些能力会渗透到体内每一个细胞，激发出细胞的能量，增强我们的免疫力。

恢复健康，充实生活的想法

如果这本书的读者里，有人正在遭受疾病的折磨，那么除了正常的去医院接受治疗之外，还要请大家相信信仰的力量。在接受医院治疗的同时，我们一定要不断地告诉自己："自己的身体就是一座工厂，每天都在制造新的细胞。自己的身体每天都在更新，每天都会焕然一新。"要持续不断地传达出这个信念，这样潜意识才会对此做出反应，到那时，我们身体内的"工作人员"才能被召唤起来去和病魔作斗争，从而努力恢复我们的健康。

如果身体这座工厂总是生产残次品，肯定会生病。所以，不好的细胞需要被好的细胞所替换。这样，人才能成长，才能活得健康。

大家一定要有这样的想法，那就是“我要在信仰的指引下度过我的一生。我要为社会、为别人、为全世界的人类做出贡献，完成我今生的使命。所以，请赐予我力量吧。”这样就可以激发出我们的潜意识。

如果大家都在这样信仰的指引下，心情开朗、积极进取、关心他人，同时自己也不断奋斗并且坚持下去的话，那么身体的不适、疾病等都会得到改善。

当然，人不可能长生不老，总有一天是会死亡的。但是人应该避免在人生的成长阶段、工作阶段、在家人需要我们的时候患病身亡，那样我们就是在浪费上天所赐予我们的宝贵生命。所以，我们要充实地过完一生，在获得“合格证书”后，再去另一个世界。

大家一定都不想在痛苦地活了几十年的同时，也给别人添了几十年的麻烦，最后在大家的厌恶中孤零零地死去。人生都是需要追求圆满的，大家都希望自己能够平平安安，没有疾病地过完一生；然后在弥留之际，我们也都希望自己可以微笑着对大家说：“我走了，再见。”

在有限的生命里，如何才能让生命过得有意义，这是一个值得让每一个人思考的重要问题。生命的长度并不是决定性的因素，重要的是生命的广度和生命的内涵。

如果说物质的医疗手段可以改善人类肉体机能的话，那么，信仰就能够提高人们的免疫力。有信仰的人，能够为自己的心灵找到一个依托和归宿，能让精神有一个稳定的安居之所。精神安定了，人才能够踏踏实实地工作生活，不再终日忧思不宁，茫然无措。有信仰的人内心坚强，性格稳定，对挫折和困难的承受力也相对要强，自然对病菌的免疫力也要强些。

曾有身患癌症的病人，在经过多种治疗方法均宣告无效之后，陷入绝望之中。他在等待生命终结的过程中，接受了信仰的安抚，试图以此平静心灵，安度余生。然而，当医生宣判的最后时刻早已过去时，病人仍然安然无恙，不仅如此，而且连曾经的癌细胞也消失不见了。这就是信仰创造的奇迹。

身体里的血管也是会发生变化的。如果血管发生堵塞，血流将不能正常流动，从而产生危害人们健康的疾病。此时，除了去医院接受必需的物质治疗方法外，你还需要一颗有着坚定的信仰的心。如果您有坚强的信念，相信自己一定要活下去，并为工作、为社会奉献自己的一生，那么身体的机能就会随之而发生改变，毛细血管也会在“工作人员”的努力下渐渐变粗，这样血液就可以从这里流通了，疾病被消除，健康也就自然而然会回来的。

也许很多人因为从小接受了唯物主义的教育，很难相信这样的观点。但是如果你准备或者已经开始相信这一点，那么身体就会发生相应的变化。

不管怎么说，心怀信仰能够提高人们的免疫力。免疫力提高之后，就可以促进细胞的新陈代谢。这样就可以让癌细胞迅速灭亡。这就是人类身体的替换能力，大家之前所不清楚的，其实就是隐藏在我们身体内部的力量。

你的人生也有奇迹

请大家相信，我们都拥有可以产生奇迹的力量。

我相信，读了这本《超级绝对健康法》之后，大家都会明白这个道理。只要能拥有一个完全的坚定的信仰心，再加上自己强烈的意念和一些必需的外部条件，那么大家都会脱离疾病的折磨，恢复健康。这也能够反过来验证信仰心所拥有的巨大能量。

信仰给人的心灵带来力量，使人的精神与身体密切结合，从而支持人们去做许多我们所想象不到和看似不可企及的事情。

当然，信仰不可能治好全人类的病，大家也没有这样宏伟的使命。但是，至少大家可以让奇迹在自己身上、在自己家人的身上发生。

让身体恢复健康这样的奇迹非常简单。既然我们能够制造疾病，那么我们也能够治愈疾病。

保持精神和肉体的平衡，成为人生的主人公

正在遭受疾病折磨的人如果希望自己能够早日摆脱疾病的困扰恢复健康的话，你们可以试着这样来思考。

我不能这样就死去。不能一直生病。虽然医生说还能活三个月、还能活一年、一辈子这病都治不好或一辈子都得坚持服药，但是人的身体不是像川流不息的大河吗？细胞是会不断变化的，每天都在进行新陈代谢。坏的细胞是会不断被好细胞代替的，所以总有一天，身体的全部都会焕然一新的。

就算内脏出了问题，但是内脏的坏细胞是能够被新产生的好细胞全部替换掉的。

如果内脏的某处出现了问题，那么此处就会不断地恶化，这样下去，就会发展成大问题。因为身体不能一直制造残次品。残次品制造多了，我们的身体也就变得如同残次品一样很容易就垮掉了。

如果身体功能正常的话，会形成健康的内脏，所以出现问题的内脏不能够一直制造坏的细胞。

能够自己控制包括潜意识在内的精神和肉体，这是十分重要的。从这种意义上说，“成为自己人生的主人公”非常关键。拥有身体和灵魂的人，必须要掌握自己的人生。

后记

如果你已经注意到某些神奇的康复能力，那么即使是巨额的中奖彩票，对你来说也只不过是废纸一张。

在现代物质文明社会中被封印的、被逐渐忘却的、能够治愈疾病的身体神奇构造，在这里重见天日。这神奇的再生能力，唤醒它的密码就是信念和信仰之心。超级绝对健康法需要虔诚的信仰心，只有拥有了虔诚的信仰心，信念才会发挥出它所蕴含的神奇的作用。

在这本书中，我为大家提供了如此之多的可行之法，用来帮助大家成为自己的主人，拥有和掌握自己的身体和灵魂。相信大家都可以运用自己的力量，去战胜人生中必经的磨难。诚心祝愿大家拥有健康。

大川隆法